看護倫理

見ているものが違うから
起こること │第2版│

日本赤十字看護大学 教授
吉田みつ子

医学書院

看護倫理—見ているものが違うから起こること

発　行　2013 年 2 月 15 日　第 1 版第 1 刷
　　　　2024 年 12 月 1 日　第 2 版第 1 刷©

著　者　吉田みつ子

発行者　株式会社　医学書院

　　　　代表取締役　金原　俊

　　　　〒113-8719　東京都文京区本郷 1-28-23

　　　　電話　03-3817-5600(社内案内)

印刷・製本　アイワード

本書の複製権・翻訳権・上映権・譲渡権・貸与権・公衆送信権(送信可能化権
を含む)は株式会社医学書院が保有します.

ISBN978-4-260-05697-7

本書を無断で複製する行為(複写,スキャン,デジタルデータ化など)は,「私
的使用のための複製」など著作権法上の限られた例外を除き禁じられています.
大学,病院,診療所,企業などにおいて,業務上使用する目的(診療,研究活
動を含む)で上記の行為を行うことは,その使用範囲が内部的であっても,私的
使用には該当せず,違法です.また私的使用に該当する場合であっても,代行
業者等の第三者に依頼して上記の行為を行うことは違法となります.

JCOPY 〈出版者著作権管理機構　委託出版物〉

本書の無断複製は著作権法上での例外を除き禁じられています.
複製される場合は,そのつど事前に,出版者著作権管理機構
(電話 03-5244-5088,FAX 03-5244-5089,info@jcopy.or.jp)の
許諾を得てください.

はじめに——第2版の発行に寄せて

　初版から10年を経て、読者の皆さまに、ここから先も手に取ってもらえる本にしたいと、第2版を作ることになりました。改訂にあたっては、一つひとつの事例を読み返し、医療や社会の変化に応じて、追加修正が必要な内容を確認していきました。その結果、取り上げるべき内容はほとんど変わらないことがわかりました。

　それは、意外な結果ではありませんでした。なぜなら、本書はeveryday ethics（日常倫理）を取り扱っているからです（日常倫理については、新たに追加したColumn➡p.89をご参照ください）。10年の間に、私たちの生活に大きな影響をもたらした出来事の1つに、感染症のパンデミックがあります。パンデミックによって、私たちは医療資源、医療サービスには限りがあることを目の当たりにし、命の優先順位について考えさせられました。このようなドラマチックな倫理は、社会全体に重要な課題を投げかけました。

　一方、日常倫理の問題はいつの時代も目立つことはありませんが、放っておくと知らぬ間に人々の尊厳を蝕み続けます。本書を通して、日常倫理に目を向けることの大切さが伝わることを願っています。

　このたびの改訂で書籍のサイズを小さくするのに伴い、漫画家の横谷順子さんは全面的に漫画を描き起こしてくださいました。横谷さんが描く登場人物の世界によって、読者の想像力がより刺激されることは間違いありません。

　また、10年前に看護倫理の本を書いてみたらと勧めてくださった川嶋みどり先生、そして、いつも示唆に富む助言をくださり、導いてくださる医学書院の品田暁子さんに心から感謝いたします。

2024年10月

吉田みつ子

目次

Chapter 1 社会から求められるプロフェッショナリズム・自己研鑽 | 1

Scene 1 全部聞こえてますよ〜 | 2
看護師のストーリー | 4
患者のストーリー | 6
論点と対応 | 8

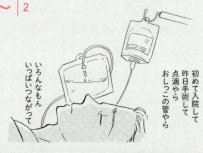

Scene 2 どうして皆、知ってるんだ? | 16
看護師のストーリー | 18
患者のストーリー | 20
論点と対応 | 22

Scene 3 いいって言ったけど… | 26
看護師のストーリー | 28
患者のストーリー | 30
論点と対応 | 32

Chapter 2 高度な技術化、ケアシステムの中での看護 | 37

Scene 4 温かいお湯で身体を拭いてもらいたいけど… | 38
看護師のストーリー | 40
患者のストーリー | 42
論点と対応 | 44

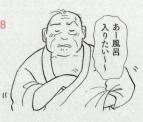

Scene 5 「あとで」っていつですか? | 50
看護師のストーリー | 52
患者のストーリー | 54
論点と対応 | 56

Scene **6** 私はスーパーの商品!? |64
看護師のストーリー |66
患者のストーリー |68
論点と対応 |70

Chapter 3 ケアの質の保証と安全 |77

Scene **7** 母がどうして、ここで食事を? |78
看護師のストーリー |80
患者のストーリー |82
論点と対応 |84

Scene **8** はずしてください! |90
新人看護師のストーリー |92
先輩看護師のストーリー |94
患者のストーリー |96
論点と対応 |98

Scene **9** そのまましちゃって大丈夫!? |106
看護師のストーリー |108
患者のストーリー |110
論点と対応 |112

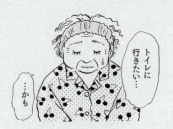

Chapter 4 患者の苦痛に向き合う |119

Scene **10** ナースコールは押せません |120
看護師のストーリー |122
患者のストーリー |124
論点と対応 |126

Scene 11 「また出てる！」私だって情けないのに… | 130

看護師のストーリー | 132
患者のストーリー | 134
論点と対応 | 136

Scene 12 とにかく痛い、動きたくない | 144

看護師のストーリー | 146
患者のストーリー | 148
論点と対応 | 150

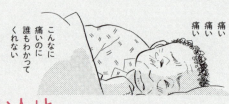

Scene 13 「行動を変えられない人」と決めつけないで | 158

看護師のストーリー | 160
患者のストーリー | 162
論点と対応 | 164

Scene 14 リハビリしたいんです | 168

看護師のストーリー | 170
患者のストーリー | 172
論点と対応 | 174

Chapter 5 患者の希望、家族の思いに看護師がどこまで踏み込むか | 183

Scene 15 帰れるものなら帰りたい | 184

看護師のストーリー | 186
患者のストーリー | 188
家族のストーリー | 189
論点と対応 | 191

Scene 16 「これからのこと」って何？ | 196

看護師のストーリー | 198
患者のストーリー | 200
論点と対応 | 202

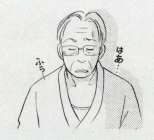

column

看護は本当に専門職か？ | 14

「看護手順」「看護業務基準」と看護倫理の密接な関係 | 62

ロボットやAIに看護実践はできるか？ | 74

"everyday ethics" に目を向けよう | 89

道徳的苦悩、道徳的負傷・傷つきという言葉を知っていますか？ | 104

病いを語る言葉 | 142

日々の実践の振り返りが倫理的知識開発の第一歩 | 155

苦痛に耐えるか否かを決めるのは私自身 | 156

パターナリズムからシェアード・ディシジョン・メイキングへ | 180

「看護師」以外の「わたし」をもつことの意味 | 207

索引 | 208

ブックデザイン●遠藤陽一（デザインワークショップジン）
マンガ●横谷順子

Chapter 1

社会から求められるプロフェッショナリズム・自己研鑽

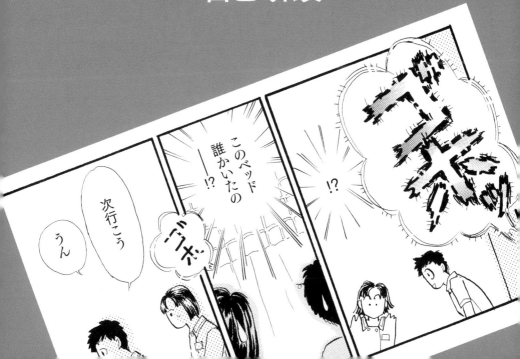

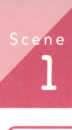

Scene 1 全部聞こえてますよ〜

梅田さん、48歳
昨日、大腸の手術を受け
安静状態

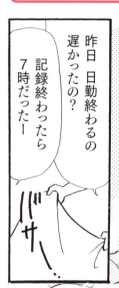

昨日 日勤終わるの遅かったの？
記録終わったら7時だったー

んじゃ終わるまで出てるよー
すみませーん

おはようございます
シーツ交換でーす

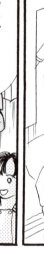

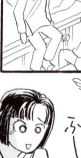

最近忙しいよねー

もう食べるだけが楽しみよ🎵
食べ放題また行こ

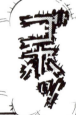

あ…

梅田さんは昨日手術で安静だからシーツ交換パスでいいよね

次行こう

終わりましたよー

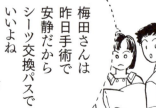

患者と看護師に、何が起きたの？

事例について考えてみましょう。

1 2人の看護師はシーツ交換を行っているとき、どんな様子、気分だったと思いますか?

2 カーテンの中にいた梅田さんには、看護師たちの会話が聞こえていました。梅田さんは、どんな気持ちがしていたでしょうか?

3 看護師たちの様子でどこか気になることはありますか?

4 あなたが梅田さんだとしたら、どのような態度をとりますか? 看護師たちに言いたいことはありますか?

5 あなたが看護師だったら、このあとどういう行動をとりますか?

Chapter **1** 社会から求められるプロフェッショナリズム・自己研鑽

Scene **1** 全部聞こえてますよ〜

看護師のストーリー

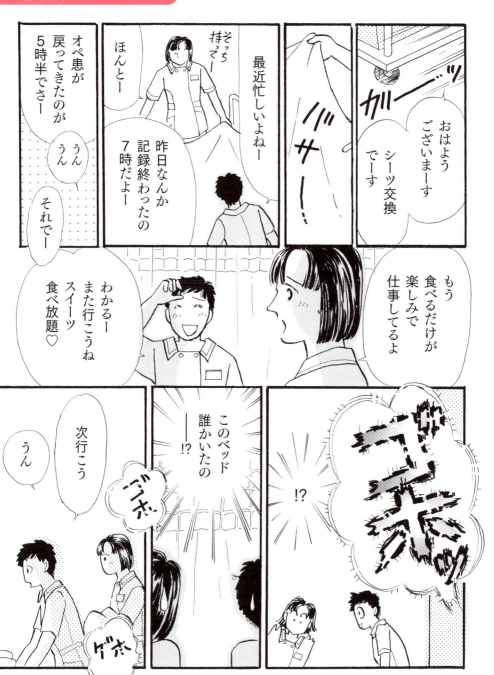

看護師の世界を考える

同期の看護師と、ほっと一息

　秋山看護師は、ここのところ日勤が続き、昨日も手術が4件重なり、時間外勤務が増えています。肉体的な疲れはもちろんのこと、精神的にも緊張が続く毎日でした。昨夜最後の手術は、開腹したものの腫瘍を切除することはできず閉腹して帰室した患者でした。開腹しただけで手術はできなかったことを、主治医と相談しながら、いつどのように話すか、主治医の説明前に患者から質問されたらどうしようか…、自分には荷が重すぎる、疲れて何も考えられませんでした。

　そんなとき、久しぶりに同期の小田切看護師と同じ勤務日となったのです。同期の仲間の顔を見ると、それだけでほっとしました。しかも、シーツ交換を一緒にできるのは珍しいことでした。先輩と一緒のときは緊張し、気を遣います。幸いにも患者たちはデイルームに移動し、誰も病室にいないようでした。秋山看護師は、小田切看護師の顔を見た途端にリラックスし、ついつい病室にいることを忘れていました。

気まずいけれど、あとに引けない

　小田切看護師とのおしゃべりに夢中になっていたとき、カーテンで仕切られた病室の片隅から、咳をする音が聞こえました。昨日手術を受けた梅田さんのベッドから聞こえてきたようでした。チームが異なるため、梅田さんの詳しい病状はわかりませんが、昨日手術日だったので、今朝はまだ安静状態です。

　これまでの小田切看護師とのおしゃべりを全部聞かれていたかと思うと気まずいような、気恥ずかしいような落ち着かない気分でした。2人の会話は、夜遅くまで仕事が終わらず疲れていることや、休日や仕事帰りの食事の席での同僚の笑い話、映画やテレビの話など他愛もないことでした。患者に聞かれて支障をきたすような内容ではなかったのですが、無防備に私生活をむき出しにしてしまった恥ずかしさ、患者の前では看護師として立ち振る舞わねばならないと思っていた秋山看護師は、自己嫌悪も感じていました。梅田さんの存在に気付いたものの、気まずい空気が漂い、黙々と隣の部屋のシーツ交換に移っていくしかありませんでした。

Scene 1 全部聞こえてますよ〜

患者のストーリー

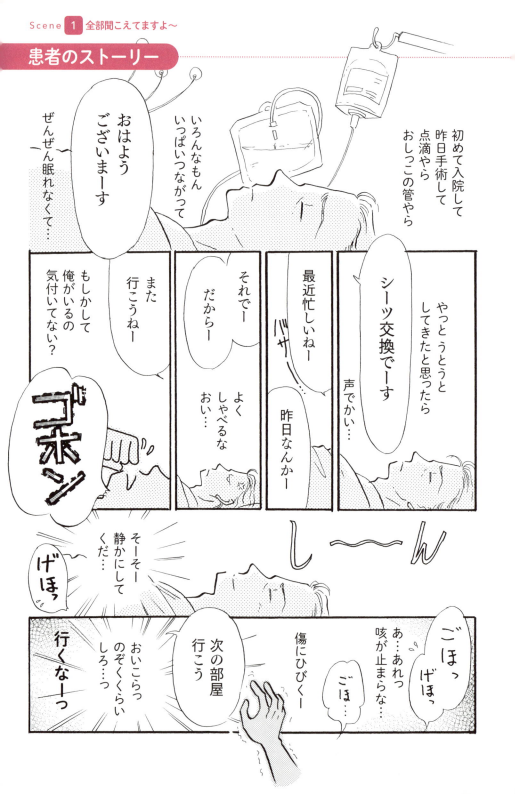

患者の世界を考える

俺の立場もわかってくれよ

　48歳の梅田さんは、医療機器メーカーの営業職として忙しい日々を送ってきました。営業先の医師と何気なく交わした会話をきっかけに検査を受け、早期の大腸がんが発見されました。昨日午後に手術を終えたばかりで、今朝は38度の熱があります。全身がだるく、尿道カテーテルが挿入され、腕からは抗菌薬と補液のための点滴が入れられ、今日はベッドで過ごす予定です。

　昨夜は身の置きどころがなく、朝方になってようやくうとうと眠くなってきたときに、看護師たちの話し声が聞こえてきました。若い看護師たちを見ていると、自分の娘や息子とほとんど年も違わないのに、過酷な仕事をよくやってくれているなぁと感心し、夜勤や残業…本当にご苦労さま、という気持ちになりました。しかし、それもつかの間、徐々に目が冴えてきて、話し声が耳につき眠気が遠のいてしまいました。人の話し声というものは、気になるととことん気になるものです。手術前だったら、一緒になって看護師と楽しく話し、病院の近くのおいしいレストランの1つも紹介できるのに、今はその余裕はありません。弱っている患者の気持ちがわかるわけはないだろうけど、せめて静かにしてくれよ、と投げやりな気持ちになりました。

患者は命を預けているのに…

　ひょっとして俺がここにいることを知らないのではないかと咳払いしてみると、急に看護師たちの話し声が止み、静かになりました。咳払いが効いたようです。ところが、咳が止まらなくなり、溜まっていた痰がどんどん出てきました。手術したお腹をかばうように押さえたものの、全身に咳の振動が伝わってきます。痛みも強くなり、目じりには涙が滲んできました。近くにいたはずの看護師は、いつのまにか退散したようで、病室はシーンと静まり返っていました。近くにいたなら、一言くらい声をかけてくれてもいいのに、素通りされてしまったようです。

　「仕事が大変なのはよくわかる。自分だって営業で客にいろいろ言われて、同期入社の仲間と文句の1つも言わないと、やっていられない。でも看護師さんには、命を預けているのだから…。こんな態度じゃ、信頼できない。もっと、プロ意識をもってほしい」と、怒りもこみ上げてきました。

Scene 1 全部聞こえてますよ〜

論点と対応

何が問題？ 論点を整理する

論点1 看護師は患者の立場にたてるのか？

　この場面から、2人の看護師が手術後の苦痛の真っただ中にいる患者の前で、プライベートな話題を楽しげに話したことが、患者の安楽を妨げ、怒りを引き起こしたことがわかります。一言でいうなら、患者の立場にたったケアができていなかったということです。

　「患者の立場にたつこと」は、看護師なら誰でも、看護の基本中の基本として叩き込まれています。患者の意向をくみ取り、関心を寄せる「他者志向」「利他主義」という価値観です。ところが、実際にこれを実行することがどれだけ難しいか、看護師なら誰でも体験していることです。どうして難しいのでしょうか。

⦿ ─── 患者目線から患者の体験を理解する

　ここでは、「患者の立場にたったケア」とは、看護師が患者の目線から出来事の意味を解釈し、患者の意向に沿った援助行為が成されることとしましょう。

　まず、患者目線から、出来事の意味を解釈するという点です。ヘンダーソンはその難しさも含め、次のように述べています。「私はそれを、文字どおりの意味からもまた比喩的な意味からもとてもできないことだと知りながらも、"他者の皮膚の内側に入っていく"と表現する」（Halloran/小玉, 1995/2007, p.15）。まさに相手の皮膚の内側に入り込むとは、その人が外界から何を知覚しているのかを患者の内部から世界を見、感じることを言い表しているのだと読み取れます。

　実際に、患者目線から患者の体験を理解できたときには「ああ、なるほど。患者さんはこんな気持ちでいたのか」と腑に落ちる感覚や、一見すると理解し難い患者や家族の振る舞いも「そうならざるを得ない」と納得できる感覚

を覚えるでしょう。ベッドで仰向けに寝たままの状態で何が見えるのかを想像し、自分自身の経験や理論的な知識をもとに、おおよそ類似した状況の患者の行動や思考、感情について推測することが理解の助けになります。

◉───理解し切れないこともある

　患者の視点にたった体験の理解や解釈が容易でないのは、一人ひとりの患者にとって目の前の出来事がどのような意味を帯びているかは、人がこれまでに体験し、経てきたことの現れとして多様だからです。さらに、特に、痛みや悲しみ、怒りといった否定的な感情を伴う出来事は、看護師にとって受け入れ難く、また看護師自身がよいと考えている事柄とは異なることを患者が行っている場合には、「どうして？　何度も説明しているのに…」という思いが先に立ち、患者目線にたつことが難しくなります。そこで理解が止まってしまうかどうかは、理論的な知識や他の人の解釈を取り入れ、自身の感情に気付き、リフレクションすることのできる力に関係します。看護師が「他者の皮膚の内側に入っていく」ように相手の目線から理解するのは容易なことではありません。ヘンダーソンは、その努力を続けることが大事だと述べています。

　「無限の知識、蓄積された技能、忍耐力、寛容さ、感受性、そして古い言葉でいえば "資質" なのであろうが、努力し続けることのできる能力、を必要とする難しい仕事であると、私たちのほとんどは知っている」(Halloran/小玉, 1995/2007, p.15)。

論点2　プロフェッショナルであることを求められる看護師

　看護師が仕事の愚痴やプライベートな話題を患者の前で話したことで、梅田さんは看護師への信頼を失うことになりました。梅田さんが期待していたのは「患者の前では仕事の愚痴を言わない」「仕事場にプライベートを持ち込まない」などの振る舞いであり、プロフェッショナルとしての看護師の姿勢や態度でした。それが保証されていることで、梅田さんは看護師に信頼を寄せ、命を預ける気持ちになると感じています。

Scene 1 全部聞こえてますよ〜

　看護師とはどのようにあるべきかという姿勢や態度については、古くから議論されてきました。ナイチンゲール自身が自分に追わせ、あるいは課した「克己自制、知性に基づく力量、揺るぎない誠実」(小玉, 2011, p.40)という品格の要素が、後世に伝えられてきました。

　近年、専門家あるいは専門職集団としてどのように振る舞うべきかについては、「プロフェッショナリズム」という観点から議論されてきました。2017年に文部科学省が「看護学教育モデル・コア・カリキュラム」を策定し、看護職として求められる基本的な資質・能力の1つとして「プロフェッショナリズム」を揚げ、その中に看護職としての使命、役割と責務、基本的人権の理解と擁護、看護倫理が含まれています(文部科学省, 2017)。

　医療専門職に対して人々が寄せる信頼には、知的信頼(intellectual trust)と道徳的信頼(moral trust)の2つがあるといわれています。知的信頼とは科学的、臨床的な卓越性をもち追求する医療者に対して人々が寄せる信頼です。道徳的信頼とは、医療者一人ひとりと医療者集団が、患者の利益を第一に、擁護する在り方に対して人々が寄せる信頼です(McCullough, et al., 2020, p.828)。

　梅田さんが看護師に求めたのは、誠実に患者に向き合う姿勢、仕事とプライベートを区別する厳しさ、患者への思いやりや配慮といった道徳的信頼だったとも考えられます。これらは、看護師個人に期待される資質や価値観、行動であると同時に、社会、人々が看護職全体に対して求めるものでもあります。看護職は、患者、地域社会の人々に開かれた中でプロフェッショナリズムを追求していくことが必要です。そうしなければ、自分たちに都合のよい、独りよがりの専門性を追求することになってしまいます。

どんな対応が考えられる？

自分をマネジメントしよう

　看護師が患者に関心を向け、もてる力を十分に伸ばしていくためには、看

護師が自分自身を、同僚、仲間を大切にし、自分たちの仕事を評価できるような、育み育まれる雰囲気づくりが大切です。秋山看護師は、肉体的な疲れに加え、手術によって腫瘍を切除できなかった患者にどのように対応したらよいのかという戸惑いや緊張などが重なっていました。ストレスが高まっていることを自覚すること、ストレス解消方法をいくつか持ち合わせておくことは、当たり前のようですが大変重要なことです。何かをストレスと感じるとき、表層的な出来事を解決することで解消されることもあるかもしれません。しかし、同時に自分が大切にしている価値観に触れる出来事だったかもしれないと掘り下げて考えてみましょう。

　例えば、仕事で落ち込んだ気分になったとき、睡眠をとり、趣味に没頭して気分転換し、落ち込んだ気持ちを解消できますが、これは表層的に表れた気分への解決法です。そこで、もう一歩、なぜこんなに落ち込むのだろう、何に自分はひっかかっているのか自問してみてください。すると、実は患者からの信頼を損ねたのではないかということが、落ち込みのおおもとにあることがわかるかもしれません。

　おおもとの気がかりがわかったら、次は解決可能な小さな課題に小分けにして対処しましょう。まず、自分が懸念していることを同僚に伝えてみること、それも対処の第一歩となります。また、上手にONとOFFを切り替え、意識的に出来事をいったんリセットすることで、患者に向かう自分自身をニュートラルな状態に整えられるでしょう。

リフレクション力をつけよう

　病室に入るとき、「おはようございます」と患者にかける声のトーンやリズムは、患者一人ひとりによって、自ずと違えています。あらかじめ、どのように声をかけようかと考えてから部屋に入る場合もありますが、患者の様子や反応をみながら、どのような声のかけ方が目の前の患者に沿うのか考えながら行為していることのほうが多いと思います。自分自身の行為や思考を振り返ることを、そしてそれを次の行為に生かすリフレクションというプロセスは、看護実践においてとても重要です。

Scene **1** 全部聞こえてますよ〜

　看護師たちは、梅田さんの咳払いから、自分たちの立ち居振る舞いが、よからぬ結果を招きつつあることに気付きました。相手の反応を察知することによって、自分自身がどのように映っているのか気付いた点まではよかったのですが、そこからの一歩が踏み出せなかったようです。黙って立ち去るか、カーテンを開けて梅田さんに声をかけるか、おそらく迷ったはずです。どちらの行動を選択するのか迷うとき、看護師として何が一番重要かという点に戻ることが何より重要です。看護にとっての最優先事項は、患者にとって最善の結果をもたらすことです。これを目指さない看護はあり得ません。その軸がぶれていなければ、2人の看護師は黙って隣の部屋に移動するのではなく、カーテンを開け梅田さんと対面し、梅田さんへの別の関わりが始まっていたでしょう。

　「看護師は●●であらねばならない」という規範をリストアップして、やみくもに守るのではなく、なぜその振る舞いが必要とされるのか、人々の健康を守る職業としてどうありたいかをリフレクションし続けることが大事です。

文献

- Halloran, E.J.(1995)/小玉香津子訳(2007). ヴァージニア・ヘンダーソン選集―看護に優れるとは. 医学書院.
- 小玉香津子(2011). 古いは新しい，新しいは古い―フロレンス・ナイチンゲールの品格. 日本赤十字看護学会誌, 11(2).
- McCullough, L.B., Coverdale, J.H., & Chervenak, F.A.(2020). Trustworthiness and professionalism in academic medicine. Acad Med, 95(6).
- 文部科学省 大学における看護系人材養成の在り方に関する検討会(2017). 看護学教育モデル・コア・カリキュラム―「学士課程においてコアとなる看護実践能力」の修得を目指した学修目標. https://www.mext.go.jp/b_menu/shingi/chousa/koutou/078/gaiyou/__icsFiles/afieldfile/2017/10/31/1397885_1.pdf（2024年8月アクセス）

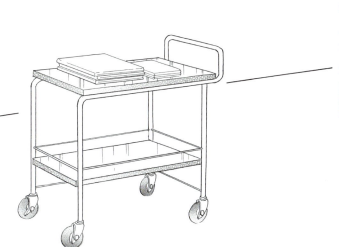

Chapter 1 社会から求められるプロフェッショナリズム・自己研鑽

Column

看護は本当に専門職か?

　看護は専門職だと思いますか？　と質問されたら、あなたはどう答えますか？　2008年の一般大学生を対象とした調査では、「看護は専門職であると思いますか？」という質問に対して、83.6%の人がとてもそう思う・そう思うと回答し、一般的なサービス業とは違うと捉えていました（清水, 他, 2009, p.85）。

　この問いは、古くは1902年のAmerican Journal of Nursingの論文の中でも議論されています。当時、専門職と手仕事とを区別する本質的な特性として5つの点が挙げられています。①自らの後継者を自らの手で教育するシステムを確立していること、②知識や利益を共有する専門職協会をもっていること、③熱意と謙虚さをもって学び続けること、④金銭的な見返りを第一とせず使命感によって動機づけられること、⑤教養的な人格教育を含む一定水準の教育がなされていることです（Worcester, 1902, pp. 908-917）。

　日本では、看護は医師による教育に依存してきた時代を経て看護職自身による教育が行われ、職能団体を形成してきました。近年では、先の調査結果のように、多くの人々が看護師は専門職だと捉えているように見受けられ、それはつまり、社会から看護師に対する専門職としての役割を果たしてもらいたいという期待が高いということだと考えられます。

　看護には、自らの知識や技術、態度に対して、社会から与えられる信頼に応答していくことのできる看護師を育成し、看護を提供し続ける責任があります。Scene 1 でも触れたように、2017年に文部科学省が「看護学教育モデル・コア・カリキュラム」（文部科学省, 2017）を策定し、そ

の中にプロフェッショナリズムという言葉が盛り込まれました。看護職として求められる基本的な資質・能力の1つとして、看護職としての使命、役割と責務、基本的人権の理解と擁護、看護倫理を身につけていることが求められます（➡p.10）。

　プロフェッショナリズムとは、医療専門職が一人の専門家（プロフェッショナル）あるいは専門職集団（プロフェッション）としてどのように振る舞うべきかということをいいます（宮田，2023, p.2021）。

　専門職としてどのように振る舞うかを学ぶプロフェッショナリズム教育においては、社会の人々の声が重要です。看護学生はプロフェッショナルとしてのアイデンティティを形成する過程で、患者や住民・社会の期待を、自分自身の肌を通して学び、実感することが重要な機会になります。

　「看護は本当に専門職か？」という問いは、解決済みの問いではありません。看護職自ら、問い続けていくこと自体が重要なことなのだと思います。

文献

- 宮田靖志（2023）．医療プロフェッショナリズム教育—何をどう教えるか．薬学教育，7.
- 文部科学省 大学における看護系人材養成の在り方に関する検討会（2017）．看護学教育モデル・コア・カリキュラム—「学士課程においてコアとなる看護実践能力」の修得を目指した学修目標．https://www.mext.go.jp/b_menu/shingi/chousa/koutou/078/gaiyou/__icsFiles/afieldfile/2017/10/31/1397885_1.pdf（2024年8月アクセス）
- 清水 真，香取 薫，讃井真理，他（2009）．看護師に対するイメージ—経営学部学生を対象に．富山商船高等専門学校研究集録，42.
- Worcester, A.（1902）. Is nursing really a profession?. Am J Nurs, 2（11）.
  ＊Worcesterの論文は、下記の文献でも紹介されています。
- Worcester, A./吉田みつ子，小川典子訳（1995）．1902年のAmerican Journal of Nursingから—看護は本当に専門職か？ 1902年6月2日ボストンのロングアイランド病院看護婦訓練学校卒業式における講演より．Quality Nursing, 1（12），32-42.

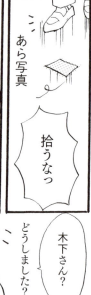
Scene 2 どうして皆、知ってるんだ?

木下さん、43歳
糖尿病からの腎症で
血液透析のシャント造設のため入院

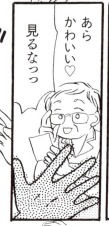

あら写真
拾うなっ

あらかわいい♡
見るなっっ

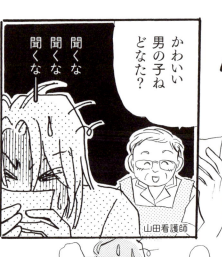

かわいい男の子ね
どなた?

聞くな
聞くな
聞くな

山田看護師

…実は

……

にこ にこ

どうしました?
木下さん?

数日後

体調はどうですか木下さん

身体のだるさがだいぶとれた感じです

それはよかった

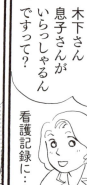
え!?
なんであんたが知ってんの?
あ

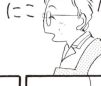
そういえば木下さん息子さんがいらっしゃるんですって?
看護記録に…
早川看護師

患者と看護師に、何が起きたの？

事例について考えてみましょう。

1. 廊下で木下さんに話しかけた早川看護師は、木下さんに息子さんの話をしたときに思いがけない反応をされ戸惑いました。早川看護師は、息子さんの話題を出すことで何を話したかったのでしょうか？

2. 木下さんはどんなことに対して、気分を害したのだと思いますか？

3. ベテランの山田看護師は、木下さんとの会話内容を病棟のスタッフに伝え、早川看護師はそこから木下さんのこれまでの体験を知りました。そもそも山田看護師が、木下さんとのやりとりをスタッフに伝え、記録した目的はなんだったのでしょう？

4. 看護師たちはこのあと、木下さんにどのように対応すればよいでしょうか？ あなたならどうしますか？

Scene 2 どうして皆、知ってるんだ？

看護師のストーリー

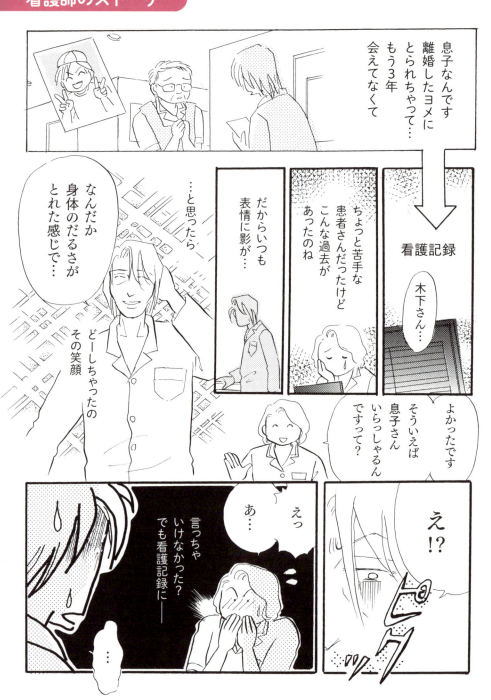

看護師の世界を考える

木下さんの背景を理解してケアに生かしたい

　木下さんは1週間前に入院、シャント造設手術を受けました。カルテには、一人暮らしで会社員と記載されています。病室にはあまりおらず、病院内をよく散歩している姿が見うけられます。面会に来る人もいないようでした。

　木下さんには、糖尿病からくる腎症のため、血液透析やそれに伴う生活について理解を深めてもらうよう関わっていこうと、チームカンファレンスで話し合われました。個々の患者の生活や仕事に合わせて透析療法がスムーズに受けられるようにするためには、患者がどのような背景をもった人なのかを捉えることが大事だと看護師たちは考えていました。

　ところが、チームの中で木下さんとじっくり話をしたことのある看護師はいませんでした。木下さんは口数が少なく、ぶっきらぼうで近寄りがたい雰囲気がありました。

　そんな中で、木下さんの数少ない背景をつかんできたのが山田看護師でした。山田看護師は臨床経験35年。何気ない会話から患者の気持ちをつかんできます。先日、山田看護師が病室に行くと、思いがけず、木下さんから話を聞くことができました。離婚歴があり、子どもがいること、仕事が不規則で透析療法を受けながらどうやって今の仕事を続けていこうか、職場の理解を得るために上司と相談しなければならないと考えている…など。山田看護師は、木下さんの話の要点を記録に記載しました。

木下さんに関わる糸口をつかみたい

　早川看護師は木下さんが苦手でした。検温に行っても話は弾まず、必要最低限の確認をするだけで精一杯でした。朝の申し送りを終え、カルテを確認していたところ、山田看護師の記録が目に止まりました。これまでとっつきにくかった木下さんの背景が少しわかったような気がしました。

　廊下の向こうから、いつもとは違い明るい表情の木下さんが歩いてくるのが見えました。早川看護師は、これまで自分から木下さんに声をかけることはなかったのですが、少しでも木下さんに近づきたいという思いで、息子さんの話題をきっかけに声をかけてみました。ところが、一気に木下さんの表情が険しくなってしまったではありませんか！

Scene 2 どうして皆、知ってるんだ？

患者のストーリー

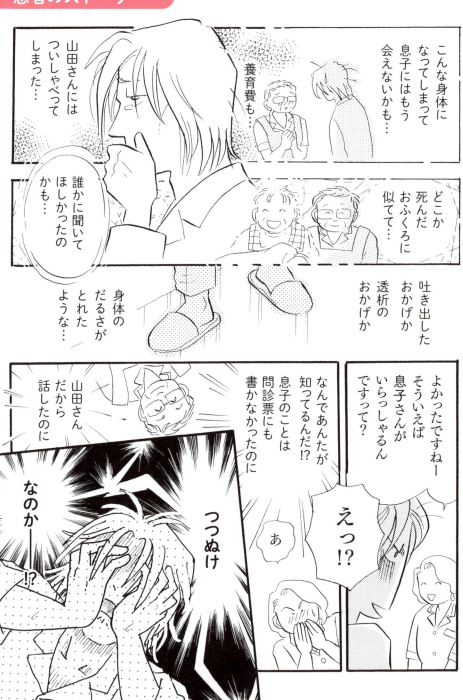

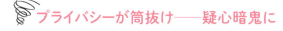

患者の世界を考える

プライバシーが筒抜け――疑心暗鬼に

　木下さんはIT関連企業に勤め、激務をこなしてきました。40歳のときに離婚し、妻が息子を育てています。離婚後、体調が悪化し、腎機能の低下を告げられました。

　これからの仕事、別れて暮らす息子のこと、いろいろなことを考えるとつい気分が落ち込みます。もともと自分からしゃべるタイプではありませんが、山田看護師だけは特別でした。昨年亡くなった母親に似た雰囲気で、気持ちが和らぎました。今日はつい息子のことをしゃべってしまいましたが、山田看護師は特別何を言うわけでもなく、ニコニコと話を聞いてくれ、今まで悶々としていた気持ちが少し晴れました。

　ところが、数日後、早川看護師に突然呼び止められ、息子の話をされたのです。どうして息子のことを他の看護師が知っているのだろう？　他の看護師にそんな話をした記憶はありませんでした。病室は４人部屋ですから、同室患者とは24時間同じ部屋にいると、互いの状況がうっすらとわかってしまいますが、息子のことは誰にも話していません。プライベートなことを大勢のスタッフが知っているのではないかと疑心暗鬼になりました。

あのとき、山田看護師だったから話したのに

　そうだ！　数日前、たまたま山田看護師に息子の写真を拾われ、思わず息子のことや離婚のこと、仕事のことを話したのを思い出しました。優しく親身になってくれる山田看護師には、悶々と考えていたことを一気に話すことができ、気持ちがすっきりしました。山田看護師には、根堀り葉堀り聞かれたわけではなく、ひとりごとのような話をじっくり聞いてもらえて、これからどうしていったらよいか、気持ちがいくらか整理できたような気がしました。

　でも、なんでそのときの話を別の看護師が知っているのだろう。山田看護師だったからついつい話してしまったのです。離れ離れに暮らして会っていない息子のことは、誰にでも話すことではないのに、そのことは全然わかってもらえなかったんだと思いました。人を見て、何をどこまでしゃべるのかくらい考えているのに、もうこれからはいっさい余計なことは話さないようにするしかない。土足で心の中に入られたような嫌な気分になりました。

Scene 2 どうして皆、知ってるんだ？

論点と対応

何が問題？ 論点を整理する

論点1 何のために患者の個人情報を共有するのか？

　健康状態や治療、療養生活について取り扱う医療現場において、医療者は患者の診断結果や身体心理状況はもちろんのこと、仕事や家庭環境、経済的な問題など社会的背景を抜きにして関わることはできません。個別性の高い患者のニーズに応えるためには、多様な職種がチームで関わることは必須であり、関係者間で患者や家族の情報を共有することも必然です。

　2005年に「個人情報保護法」が施行され、医療現場においても氏名や性別、住所、顔写真、メールアドレスなど患者個人を特定するような「個人情報」や、患者個人の私生活に関する情報、一般に知られていない情報で本人が公開を希望しない「プライバシー情報」を保護する配慮が求められるようになりました。2024年までに複数回の改正を経て、「個人情報保護法」は国、地方公共団体をはじめ、個人情報を取り扱うすべての事業者や組織が守らなければならなくなっています。プライバシー情報を侵害しないためには、本人の同意があること、プライバシーの侵害の程度が社会生活上認容される範囲であるかどうかが重要とされています。

　個人情報保護法では、医療者は患者から得た情報を診療等に還元し、医療の質の向上のために個人情報をチームで共有することが認められています。しかし、その取り扱いには慎重さが求められます。例えば、2020年新型コロナ感染症のパンデミック下においては、陽性者に対する入院勧告や就業制限、外出の自粛などが要請され、健康状態や行動調査が行われました。陽性者は、感染拡大の防止という大義名分のために、個人の生活行動や健康状態の報告を求められました。しかしながら、陽性者の個人名等が漏洩するなど、個人情報の保護に関する問題が起こりました。

　「プライヴァシーの喪失は、アクセスの種類や量だけでなく、個人のどの側面に、誰がどのような方法でアクセスするかにもかかっている」

(Beauchamp & Childress/立木・足立, 2001/2009, p.358) といわれています。私たちは個人情報に触れるとき、どういう状況の中で、誰がどのような方法で得た情報なのか、情報を提供した人、入手した人双方にとってその情報がどのような意味をもつのか、そして自分は何のために、誰と情報を共有するのかということを常に意識することが重要です。中でも特別に配慮が必要な個人情報*の共有については、法的にも患者本人の同意が必要であり、慎重に対応することが必要です。

　山田看護師は興味本位で木下さんの家族に関わる情報を記録に記載したわけではなく、今後の木下さんへのケアにおいて重要な情報であると判断したためカルテに記載しました。早川看護師も、山田看護師の意図を理解し、少しでも木下さんとコミュニケーションをとりたいという動機があって、カルテ情報から得た木下さんの息子さんの話をしました。山田看護師、早川看護師ともに、彼女らの行動は木下さんのケアに生かしたいという目的は明確だったといえます。

　ただし、結果として木下さんにとって利益となるケアに直結したかという点はどうでしょうか。早川看護師は、木下さんの生活背景をさらに知り、透析を始めた生活を支えるためのケア計画を立てたいという意図がありましたが、そこまで行きつきませんでした。木下さんと話すためのきっかけとして持ち出した息子さんの話題は、木下さんにとっては触れられたくないものでした。早川看護師の一言はケアにつながるどころか、木下さんの不信感を招くような行動になってしまいました。

論点 2　「データ収集」しないとケアは始まらない!?

　個人情報保護法では、患者の情報について、診療等に還元し、医療者チームで共有することが認められていると述べましたが、看護師がケアを行うときに必要な患者の情報とは、どのようなものでしょうか。「データ収集」という言葉がすっかり定着していますが、何をどのように収集すればケアができ

＊ 要配慮個人情報：人種、信条、社会的身分、病歴、犯罪の経歴、犯罪により害を被った事実等により、本人に対する不当な差別や偏見その他の不利益が生じないように、その取り扱いに特に配慮を要する個人情報。

Scene 2 どうして皆、知ってるんだ？

るのでしょうか。

「何を」収集するのかと改めて問われると、看護は患者の全体像を捉えてアセスメントするのだから当然、全部を収集するものだと思っていませんか？ アセスメント用紙に列挙されている項目を全部埋めなければ、ケアを始めることができないでしょうか？ 臨床現場で看護師は、1つのサインからその患者が置かれた状況を捉え、必要なケアを判断しケアを展開しています。例えば、木下さんにシャント側の腕を保護するように注意して行動することを理解してもらいたいとき、あらかじめ、木下さんの性格や仕事、休日の過ごし方などについて、網羅的、系統的な情報を知っている必要があるでしょうか？ そんなことはありません。看護師は、これまでに何度かベッド柵に腕をぶつけ、切り傷をつくっている木下さんの姿から暫定的に木下さん像をつくり、関わりつつ、木下さん像をさらに膨らませ、推論を重ねながら、いつ、またどのように関わるべきかを常に考えているのです。

木下さんが公開することを望まないプライバシー情報について、看護師は知らなくても知っていても、それらがケアにおいて必要なときには、その必要性の文脈の中で問いかけたとすれば、木下さんの口から話されるでしょう。また、そのような文脈の中にあるデータだからこそ、意味を帯びたデータとなるのではないでしょうか。データ収集は、データを収集することだけが目的ではありません。

どんな対応が考えられる？

何のために情報をスタッフ間で共有するのか考える

患者は、自分自身のプライバシーに関わる情報が漏らされないと信用できなければ、本当に必要なときに必要な情報を開示したり、検査や処置に同意しなくなります。「覆水盆に返らず」という諺の通り、早川看護師の発言を取り消すことはできません。

看護の実践現場では、様々な人間模様が繰り広げられます。人が生まれ、そして亡くなっていく現場なのですから、テレビドラマ以上のドラマが展開

されます。看護師は、患者や家族との何気ない会話の中で配慮が必要な情報を得ることも多いため、自分が知り得た患者の個人的な背景を含む情報については、その情報は患者にとってどのような意味をもつものか、カルテに記載する必要があるのか、それはなぜかを十分に考えましょう。

　木下さんには、気分を害させてしまったことを謝罪し、同時にスタッフ間での情報共有の意図について、理解してもらえるように対話していくとよいでしょう。

「データ収集」から、関係性と文脈を大事にする対話へ

　患者から情報を得ようとするときには、ケアにおいて必要な情報は何か、何のために用いる情報なのかをよく考え、患者に納得してもらえる理由を説明できるか考えてみましょう。それらについて患者に説明が十分にできないにもかかわらず、むやみに情報を得ることは控えましょう。

　患者が語らないこと、語りにくいことには何か理由があるはずです。看護師は無理に患者から聞き出すのではなく、患者自身が話したくなるまで、時機を待つほうがよいでしょう。患者が問わず語りにポツポツと言葉を紡いでいくようにこぼれ出た話は、看護師にとって単なるアセスメントのための「情報」ではなくなるはずです。「情報を取る」「データ収集」とは表現できないような、その人と看護師との個別の関係性の中で生まれた患者の語りは、語られた背景自体も大きな意味を伴っていることに気付くはずです。

　木下さんに息子さんがいることは単なる事実情報です。木下さんが病気になったことと息子さんの存在をどのように意味づけているのかが重要です。医療者には知られたくなかったことかもしれませんが、木下さんにとって息子さんの存在は病気や治療に大きな意味をもつのであれば、療養生活の話題の中で息子さんの話に触れる機会が訪れるかもしれません。

文献
- Beauchamp, T.L. & Childress, J.F.(2001)/立木教夫・足立智孝訳(2009)：生命医学倫理(第5版). 麗澤大学出版会.

Scene 3 いいって言ったけど…

青山さん、60歳
両膝関節痛で歩行困難
病状改善とリハビリのため入院

マッサージの研究?

看護研究でリハビリ前後のマッサージ効果について

いいわよー マッサージしてくれるなら大歓迎よっ

いつから? 今からでもいいわよ

えーと目的はですね…

ああもう 難しいことはいいから 聞いてもわかんないし

同意書にサイン? はいはい

ご協力ありがとうございます

…で今からしてもらえる?

あ… はいっ

はいはい

これからよろしくお願いします

今日もよろしくお願いします

はいはい

今から? 今日も…

青山さーん また?

私もマッサージしてほしいなぁ♡

代わってあげたいよー

もういや——

え!?

患者と看護師に、何が起きたの？

事例について考えてみましょう。

1. 青山さんは、研究の協力の申し出を引き受けましたが、どのようなことを想像したり、期待していたのでしょうか？

2. 青山さんは、なぜマッサージをしてもらうのが嫌になったのでしょうか？ どんな心境の変化があったと考えられますか？

3. 青山さんに研究への協力を依頼する際の看護師の対応の中で、気になることはありますか？

4. 看護師は、偶然にも青山さんの思いを立ち聞きしてしまいました。あなたが看護師の立場なら、これからどう対応しますか？

Scene 3 いいって言ったけど…

看護師のストーリー

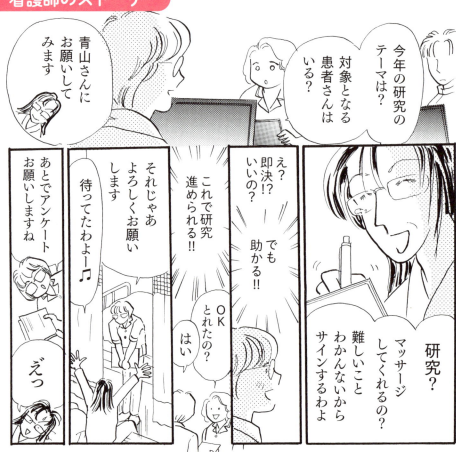

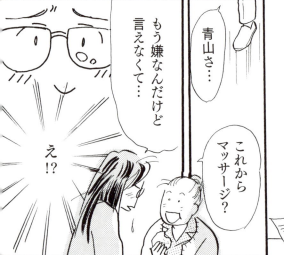

看護師の世界を考える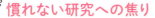

慣れない研究への焦り

　伊藤看護師は、リハビリ前後のマッサージの効果に関する研究に取り組んでいます。研究対象者を探していたところ、青山さんが条件に合うことがわかりました。青山さんにぜひ協力してもらいたいと意気込んで、病室に伺いました。緊張しながら研究内容について説明すると、青山さんは拍子抜けするほどあっさりと引き受けてくれました。その場で、同意書にサインもしてくれました。こんなに簡単に協力してもらっていいのだろうか、というくらいでした。

　青山さんは、依頼書や同意書にほとんど目を通さず、署名し終えていました。看護師は、これでいいのかなと心配になりましたが、青山さんとは毎日顔を合わせるので、何か確認したいことあったら声をかけてほしいと伝えました。青山さんは早く済ませたい様子だったので、その場で同意書を受け取りました。ひとまず、研究に協力してくれる患者が見つかり、ほっと安心しました。研究の具体的な方法は、あとで説明すればいいかなと思いました。

同意してもらえたはずなのに、何がいけなかったの？

　翌日から土曜日を除く毎日、青山さんのリハビリ前後のマッサージが始まりました。まずはアンケートに回答してもらい、その後、プロトコールに沿って3分間、下腿を軽く擦ります。リハビリはだいたい午後2時から始まります。10分前には車椅子でリハビリテーション科に移送することを考えると、午後1時15分くらいには青山さんに声をかけ、トイレを済ませ病室にいてもらうようにしました。リハビリを終えて青山さんが病室に戻ると、再度プロトコールに沿って3分間、下腿を軽く擦り、アンケートに記載してもらいます。青山さんは手際よくアンケートに答え、気持ちよさそうにマッサージを受けていました。

　順調に1週間経過し、残り5日です。青山さんの病室に向かうと、用事があるそうでリハビリも断わられ、マッサージも中止になりました。青山さんの様子が変だなと思いながら、偶然立ち聞きしてしまった話に驚きました。自分は青山さんがだんだん負担に感じていたことに気付けなかった、しかし、今さら研究をやめるわけにはいかないと思いました。

Scene 3 いいって言ったけど…

患者のストーリー

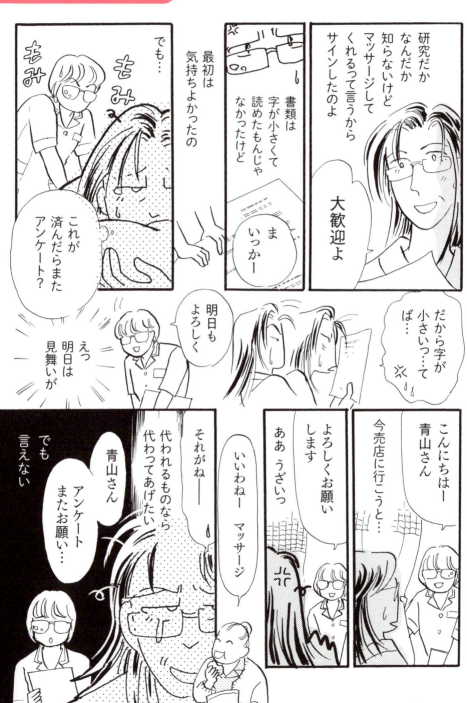

患者の世界を考える

気軽に引き受けたものの、予想外に大変

　青山さんは、数年前に変形性膝関節症のために手術を受けました。自宅で転倒して腰背部を打撲、動けなくなっているところを近所の人に発見されました。全身状態が落ち着き、リハビリが軌道にのれば通院となる予定です。

　看護師からの研究についての説明はよくわかりませんでしたが、マッサージをしてもらえるなら、と引き受けることにしました。日頃お世話になっている看護師の役に立てるなら、なんでもしたいとも思いました。ただ、もともとせっかちで、細かいことは面倒に感じるたちです。説明書の字が小さくて読む気になれませんでした。慌てて入院したため老眼鏡を自宅から持ってきていませんでしたし、難しいことを口で説明されてもよくわからないので、あとでゆっくり読めばいいと思いました。

　翌日から始まったマッサージ自体は意外に短時間で、アンケートへの記入もするんだとあとで知りました。リハビリテーションが終わったあと、いつも売店に寄り、患者同士でおしゃべりしたりしていたのですが、看護師が待っているので、まっすぐ病室に帰るようになりました。そんなことが1週間続くと、なんだか窮屈に感じました。土日はリハビリがお休みだったので、マッサージやアンケート記入もなく、ほっとできました。

今さら、断りにくい

　見舞いに来た娘に、マッサージのことを話し説明書を見せたところ、「嫌なら断ればいいのよ。ここに、いつでも辞退できるって書いてある」と言われました。しかし、マッサージ自体は気持ちがよく、看護師も一生懸命にやってくれているのに、今さら断って気まずくなっても困ります。もうすぐ退院なので、我慢しようと思いました。

　翌週、遠方からの友人の面会があるため、リハビリをキャンセルしました。リハビリが休みになれば、マッサージもないので気が楽でした。看護師の気を悪くさせることもないし、1回断れば、その後も察してくれるかもしれないと期待しました。しかし、翌日、また看護師が病室にマッサージにやってきました。ああ…やっぱり、察してもらおうとしたけど、ちゃんと言わないとダメなんだなあ、でも今さら言い出しにくいし…と憂うつでした。

Chapter **1** 社会から求められるプロフェッショナリズム・自己研鑽

Scene 3 いいって言ったけど…

論点と対応

何が問題？ 論点を整理する

　看護のはたらきかけや方法が妥当なものか実証、改善、向上させていくために、臨床看護師も研究に取り組んでいます。看護師が実践現場の中で研究を行う場合に、浮き彫りになりやすいのが次の2点です。

 ## 論点1 本当に自由意思による同意？

◉――自己決定できる人なのか

　研究者が、研究対象、協力者となる人に研究への参加についてきちんと説明し、納得した上での同意を得ることは、研究対象、協力者の尊厳を守る上で不可欠な事柄です。人権を守ることは研究に取り組む者が負う責任です。具体的にいうと、人権を守るとは、(1)自己決定に基づいて研究への参加、取りやめを選択できること、(2)他人に知られたくないようなセンシテイブな側面について、プライバシーが守られること、(3)研究のすべての過程において個人が特定されず（匿名性）、研究を通じて知り得た事柄は秘密が守られること、(4)すべての過程において公平に扱われること、(5)不快なことや危険、有害な事柄から守られること、が含まれます。

　今回の場面では、(1)の研究への参加、拒否、辞退が自己決定に基づく自発的なものかを考えてみましょう。それには、①対象者となる人（青山さん）が、自己決定できる人かどうか、②自己決定できる状況かどうかです。一般的に、新生児、子ども、胎児、妊婦、精神的能力が減弱している人、認知的機能が減弱している人は、他者や周囲の状況のコントロールを受けやすいといわれています。青山さんは成人しており、精神的、認知的な機能に問題はみられず、通常の社会生活を送っているので、自己決定可能な人と考えます。

◉――お世話になっているからこそ役に立ちたい

　問題は次です。青山さんが自己決定できる状況であったのか、つまり研究参加の決定が、はたして、自発的に行われたものかどうかです。看護師は強

い口調や態度で研究への協力を求めたわけではありません。しかし、医療現場の中で、患者という立場そのものが弱い立場です。研究に参加しなかった場合を想定し、居心地が悪くなることや治療や対応が変わることを防ぐために研究への参加を決める患者もいます。役に立ちたいという思いとお世話になっている負い目は、表裏の関係でもあります。

　研究内容についての十分な説明があったかどうかも自己決定できる状況に関わる重要な点です。人は、苦痛や拘束された状況、切迫した状況にあると判断能力が減弱します。青山さんはもともと細かいことは面倒に感じるたちだったこと、眼鏡がないため説明書を読めなかったことが重なり、十分に研究の内容について説明を受けず、理解しないまま同意書に署名していました。いったん同意したものを辞退するのには心理的な負担感を伴います。対等な友人関係や、ビジネスなどの場合であっても、いったん合意したものを白紙に戻すのは言い出しにくいものです。

論点2　援助者と研究者の視点を同時にもつことは可能か？

──援助者の視点と研究者の視点の違い

　看護実践の現場で、医療・ケアを提供する看護師が、研究も同時に行うことは珍しいことではありません。しかし、援助者と研究者には矛盾する面があります。看護師は援助者であり、最終目的は患者をケアすることですが、研究者は現象を明らかにすることを目的とします。

　例えば、病棟の廊下で足を引きずりながら歩いている人がいるとします。それに対して、看護師は「どこか具合が悪いのかもしれない。転ぶと危険なので、声をかけて病室まで付き添ったほうがよいかもしれない」と考え、その人に声をかけるでしょう。一方、援助者ではない研究者は、「どこか具合が悪いのかもしれない。転ぶと危険な歩き方だ。病室に戻ろうとしているのか？　しばらく様子を観察してみよう」とじっと患者の姿を追っていきます。少なくともかなり危険な状況になるまで援助の手は出しません。つまり、援助者という立場と研究者という立場では、関心の方向性が異なるのです。援助者は、基本的にケアすることが目的なので、目の前の現象を解釈しつつ、

Scene **3** いいって言ったけど…

より状況がよくなるように次の行為を選びとり、実行するという志向性をもちます。研究者は、現象を解釈しつつ、そこでいったい何が起こっているのか、今後どうなるのかみることに主眼を置き、「どうしたらよいか」「どう援助するべきか」という発想には向かいません。

⊙────看護師が臨床で研究することの意味

看護師が青山さんの戸惑いや遠慮といった様子の変化に気付けなかったのは、研究を進めなければならないということに集中し、看護師としての視点よりも、研究者としての視点のほうが強かったからではないかと思います。何が起きているのか、ケアの効果を追求するあまりに援助的行為が忘れられてしまうことも起こり得ます。

しかし、多くの場合、看護師は援助者の視点に立ちやすく、研究者の視点に立つのが苦手です。看護師は目の前の出来事に対して「なぜだろう？ どうして？ いったいどのようなことが背景になっているのか？」という疑問に留まって掘り下げるのではなく、「きっと○○かもしれないから、△△を進めてみよう」と、瞬時に状況を解釈、判断し援助につないでいくという、援助者の視点が身体に染みついています。そのような背景から、看護師は研究のインタビューのときに相手の状況を察して、わかったような気分になってしまうことがあります。そのため、あとからテープ起こしをしてみると、相手が何を言いたかったのか、よくわからないという事態が起こりやすいのです。

援助者の視点と研究者の視点は、完全に切り替えられる類のものではないでしょう。看護師としての援助者の視点は患者の尊厳を守る者としての重要な基盤であり、その上に研究者としての視点が積み重ねられていくのではないでしょうか。両者の視点があるからこそ、ケアのありようを追求していくという、看護師にしかできない研究のアプローチが生まれるのです。さらに、援助者、研究者双方の見方をもち合わせていることによって、臨床での実践もより深化させることができると考えます。

どんな対応が考えられる？

 ### あの手この手を想定し、備える

　研究全般において、倫理的な配慮を十分に行う必要があることはいうまでもありません。研究計画の段階で十分に吟味し、実際に起こりそうな事柄を想定して配慮すること、もし起こってしまったらどうするか、それらに備えることが、研究対象者の人権を守ることになります。倫理的配慮は、絵に描いた餅ではなく、実際に対象者を目の前にしたときに、どのような言葉を用いるのか、間合いや相手の反応の確認など、まさに看護の実践そのものです。

　青山さんの事例の場合、研究の主旨を十分に理解してもらい、できる限り自発的な意思に基づいて結論を出してもらうため、事前にとることのできる具体策はいくつかあります。研究の説明書の文字は大きめに設定し読みやすさに配慮する、十分に話ができる時間帯をまず約束する、眼鏡を準備してもらう、必要な対象者には家族にも同席してもらう、説明を行った同日には返事をもらわず、後日までゆっくり考えてもらう、いったん研究に同意し介入が進んでも、途中経過の中で定期的に研究への協力を継続するかどうか確認する、などの方策を講じることができます。

 ### 研究を通してケアする

　援助することと研究することには、矛盾する特性があると述べましたが、研究をきっかけに患者との関わりが増えたり、今までは患者から話されたことのなかったエピソードを聞くなどということも起こります。研究として取り組むことがなければ知り得なかった患者の生活背景や思いに触れることは、看護師にとっては自身が描いていた患者像が大きく変わったり、ケアの見直しにつながるかもしれません。

　患者にとっては、看護師と対話、接触する時間が増えたり、インタビューを受け自分の思いを十分に聞いてもらえたと感じるでしょう。患者はこれま

Scene 3 いいって言ったけど…

での経過を自分なりに整理できたり、気持ちを吐き出すことで次のステップを踏むきっかけになったり、何かしら心地よい感覚を体験することもあります。そのとき、研究を通して、そして研究を超えて、ケアが生まれたといえるのではないでしょうか。

　研究によってケアという副産物がもたらされるのは、看護師である研究者が行うからです。研究者が自分の聞きたいことだけを聞いて、あるいは得たいデータだけを採取するならば、相手を傷つけ、利用したのも同然です。看護師は、ケアする者としての配慮を持ち合わせているからこそ、研究で関わることがケアになりうるのです。研究者と対象者の間にケアが成立するならば、それは結果として倫理的な配慮が成された証といえるのではないでしょうか。

Chapter 2

高度な技術化、ケアシステムの中での看護

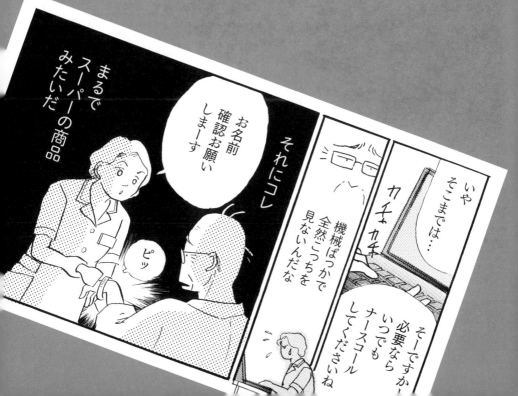

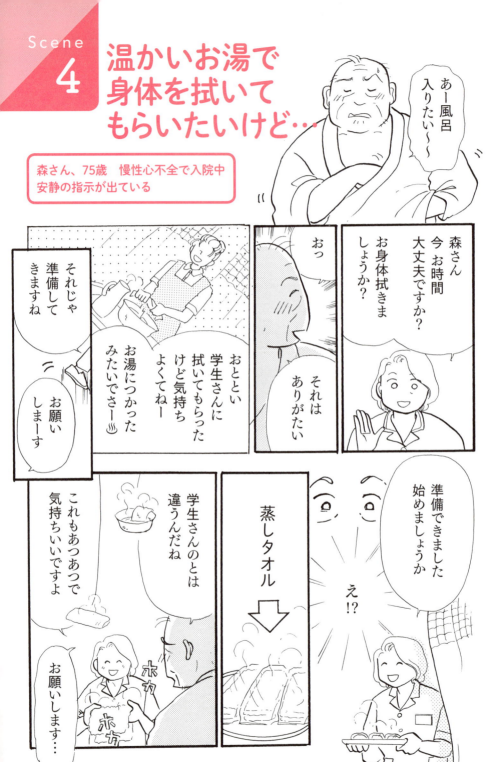

患者と看護師に、何が起きたの？

事例について考えてみましょう。

1. 看護師は、おしぼりタオルを使って森さんの身体を拭こうと準備してきました。どうしておしぼりタオルを使おうと思ったのでしょう？

2. 森さんは、本当はどのようにしてもらいたかったのでしょう？

3. 森さんが、看護師に本当の気持ちを伝えられなかったのはなぜだと思いますか？

Scene 4 温かいお湯で身体を拭いてもらいたいけど…

看護師のストーリー

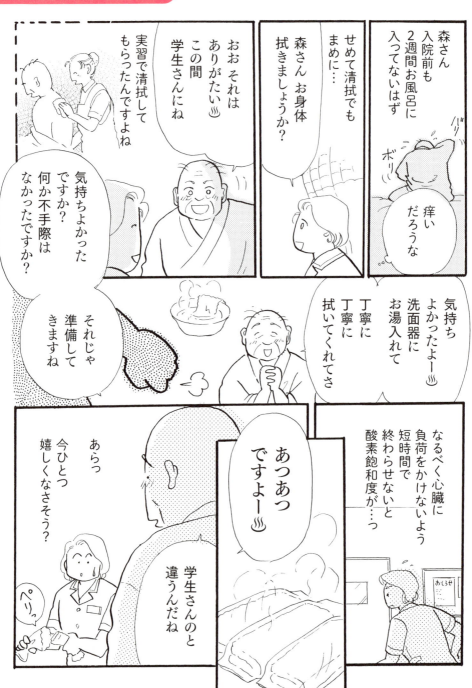

看護師の世界を考える

清拭には、効率よく準備できるおしぼりタオル！

　看護師は看護学生のときには洗面器に湯を汲み、ベッドサイドで湯を取り換えながらタオルを絞りつつ清拭をした記憶があります。

　しかし、この病院に勤務するようになって以来、先輩たちがおしぼりタオルを使って手際よく清拭する姿を見て、おしぼりタオルを使うほうがよいと感じるようになりました。いつでも温かいおしぼりタオルを使うことができる清拭車は、大変便利です。ただしタオルは冷めやすいため、素早く行わなければなりません。患者からクレームを言われたことはなく、むしろ簡単に拭くことができるので、自分でできる患者には希望に応じておしぼりタオルを手渡すようになりました。

素早く拭いて、身体への負担を少なく

　森さんは慢性心不全のため繰り返し入院しており、今回の入院では、まだ入浴は許可されていません。入院と同時に看護学生が森さんを受け持つことになり、1週間が経過していました。森さんは話し好きで、何度も入院しているので看護師とも顔見知りの関係です。自分から看護師に頼みごとをすることはあまりなく、毎日面会に来る妻と娘が森さんの身の回りの世話をしていました。

　しかし、全身の皮膚が乾燥し、シーツには皮膚の落屑がパラパラと落ちており、掻き傷もみられます。森さんが、無意識のうちに身体を掻いている様子が伺えました。看護師が入院時に森さんに話を聞いたとき、自宅では息苦しさが強かったため2週間お風呂に入っていないとのことでした。そのことも皮膚の乾燥や痒みを悪化させていると考えられました。

　昨日で看護学生の実習が終わったため、看護師が清拭をすることにしました。森さんは安静時の息苦しさは落ち着いたようですが、トイレには車椅子で移動しています。清拭のときにも、なるべく手早く行い、心臓に負荷をかけずに行う必要があります。森さんに自覚症状はありませんが、少し動くと酸素飽和度がやや低下するため、おしぼりタオルで素早く拭き、短時間で済ませることが大事だと看護師は考えています。今朝主治医に確認したところ、あと2〜3日で病状が安定したら、シャワー浴程度は許可される予定でした。

Scene **4** 温かいお湯で身体を拭いてもらいたいけど…

患者のストーリー

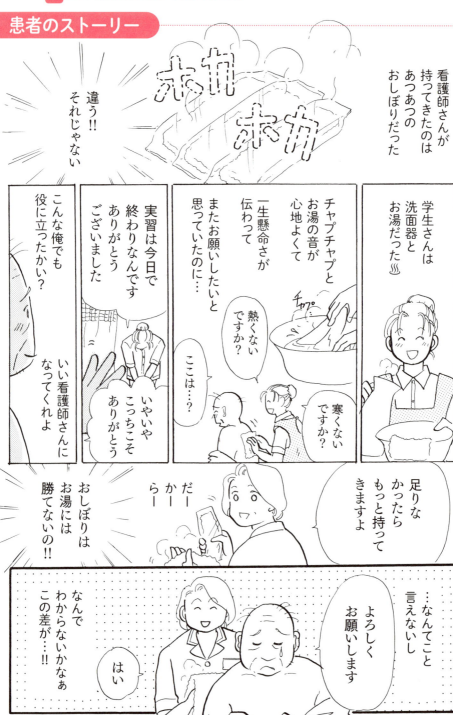

患者の世界を考える

看護師さんには頼みにくい…

　森さんの入院は今回で5回目です。風邪をひいてから調子が悪く、とうとう入院になってしまいました。もう3週間もお風呂に入っていません。入院して点滴を受けたら呼吸が楽になりました。

　今回はしばらく安静が必要と主治医に言われました。トイレに行くにも看護師を呼び、車椅子で連れて行ってもらわねばなりません。他のことは妻や娘が来てから頼めばよいので我慢できましたが、トイレだけはどうしても看護師さんの手を煩わせなければなりません。夜の人手のないときにナースコールを押すのは心苦しく、できるだけ我慢してトイレに行かないようにしていました。しかし、利尿剤を飲んだあとはひっきりなしにトイレに行きたくなり、肩身の狭い思いをしながらナースコールを押しました。

　学生さんが実習に来ている間は、いつも学生さんのほうから声をかけてくれたので、ためらうことなくトイレにも行くことができました。学生さんに丁寧に身体を拭いてもらい、背中のすみずみまでローションを塗ってもらうと、痒みは収まり、夜はぐっすり眠ることができました。

学生さんの役に立てた喜び

　森さんは学生さんに丁寧に拭いてもらうと本当に気持ちよくて、気持ちも明るくなりました。しかし、昨日で学生の実習は終わり、学生さんからはお礼を言われました。森さんは、むしろ世話になったのは自分のほうだと思いました。と同時に、病気になってから人にお礼を言うことはあっても感謝されることなんてなかった、こんな自分でも、まだ若い人の役に立てるのだという前向きな気持ちも湧き、早く退院できるように頑張りたいと思いました。

　今朝からはベテラン看護師さんが身体を拭いてくれるそうです。さぞかし上手だろうな、と森さんは期待しました。ところが、看護師はおしぼりタオルだけを3本持ってやってきたのです。学生さんのときとは大違いでした。カサカサした背中に蒸したタオルを当てただけでは、すぐに皮膚が乾いてしまい、余計に垢が出そうでした。これなら拭いてもらわないほうがましです。でも、断ったら看護師さんも気を悪くするだろうし、いつも世話になっているのだから我慢して、夕方に妻に湯で拭きなおしてもらおうと思いました。

Scene 4 温かいお湯で身体を拭いてもらいたいけど…

論点と対応

何が問題？ 論点を整理する

 論点 1　ケアを受ける側としての患者

◉——専門的な知識という権威

　森さんは看護師が準備してきた清拭の方法に不満がありましたが、それを直接、口にすることはできませんでした。なぜなら、いつも世話になっている看護師に不平不満を言ったら申し訳ない、これからますます自分が動けなくなったら、身の回りの世話を頼まなければならなくなるのに、わがままを言って看護師に不快な思いをさせたり、しこりを残したくないという思いがあったからです。

　多くの患者は、命に関わる緊急の事柄以外は我慢し、自分の欲求を飲み込んでいます。たとえ、どんなに親切で嫌な表情ひとつしないスタッフに対しても、やはり遠慮しています。医療費や入院費を支払っているのになぜ？と思うかもしれませんが、このような関係は医療者と患者の間に根強く存在します。治療や検査、病気、ケアに関する専門的な知識を背景にもつ医療者は、存在そのものが権威として患者の前に立ち現れます。

　昨今、確かに医療者のペアレンタリズムや恩恵的な態度が反省され、患者の自律性、自己決定の尊重が謳われてきました。医療者が患者に治療法を説明し、患者がその説明をもとに意思決定をするインフォームド・コンセントも、もはや過去のものになろうとしています。治療の選択肢が多様化し、不確定な要素が増大する今日の医療においては、医療者と患者が治療法や患者の生き方について話し合いながら共同で意思決定する「シェアード・ディジジョン・メイキング」へとシフトしています。

　ところが、なんらかの特別な知識や技術をもつ者が、それらをもたない者に施すという構図を、単純にぬぐいとることはできません。ケアする側が強く、ケアされる側は弱くて依存的な存在になってしまうのです。

　これは医療界に限ったことではありません。法律家や宗教家など、特別な

領域に関する知識や技術は、それをもつ集団を特権化しようとします。だからこそ、もてる知識や技術を社会に貢献していくこと、専門家集団の中での自律機能の重要性が問題になります（➡p.14 Column参照）。

⊙───ケアする側とケアされる側の関係性

さて森さんは、看護師に遠慮してナースコールを押すのをためらい、清拭のやり方に不満を感じても、面と向かって伝えることができない様子でした。これまでに看護師に何かを頼んで断られるというような嫌な思いをした経験があったわけではありません。しかし、ケアを受ける側としての患者という構図から抜け出すことは容易ではありません。

自分で身の回りのことをできるうちは、「ケアを行う側─ケアを受ける側」という図式が大きな意味をもつことは少ないでしょう。ところが、患者の病状が悪化して日常生活行動ができなくなり他者に依存する割合が高くなるにつれ、また専門的な判断が必要な事柄が増えるにつれ、ケアを受ける側であること、受け身にならざるを得ない患者という図式の中にはまってしまうのです。

勉強途上の看護学生と森さんとの関係は、この図式には当てはまりませんでした。看護学生は、森さんにとってはケアを受ける側である自分に近い存在として映っていました。実際に看護学生は森さんの身体を拭いたり、移動の介助を行ったりしていましたが、森さん自身も学生の実習に協力しているという感覚があり、自分のニーズを学生に伝え、能動的にケアを受ける者として、学生との間に対等な関係が成り立っていたと考えられます。

『こんな夜更けにバナナかよ』（2018）という映画のモデルにもなった重度身体障害者の鹿野靖明さんは、人工呼吸器を装着し、24時間ボランティアによる介護が必要でした（渡辺, 2013）。鹿野さんは介助者に対して自分の欲求を容赦なく繰り出し、夜中にバナナが食べたいというのです。ボランティアの学生を叱ることもしばしばで、一般的にイメージされる障害者と介護者の「感謝する─感謝される」「支える─支えられる」という両者の関係性も往々にして逆転してしまうような場面があったそうです。あるボランティア女性はあれこれ身の上話を相談し、鹿野さんから励まされながら涙を流すことも

あったといいます（渡辺, 2018, pp.97-122）。今回の事例の森さんと看護学生の関係も、どちらがケアを受ける側で、どちらがケアする側なのかは、一律に決められるわけではありません。

論点2 ケアとは何か：合理性だけでは計れないケア

——ケアの意味は多様である

　看護師が行おうとした清拭車のおしぼりタオルを使った清拭は、何が問題だったのでしょうか？ 病棟ではおしぼりタオルを用いた清拭の気持ちよさと簡便さ、効率のよさが看護師たちにも、また一定の患者たちの間でも評価されていたことは事実です。心不全の急性増悪からようやく回復傾向となった森さんの身体への負荷を考慮し、おしぼりタオル清拭を選択した看護師の考えも了解できます。

　一方で、森さんが、看護学生との関係性の中で体験した清拭というケアは、単純に、身体を清潔にするという結果だけをもたらしていたわけではなかったことが伺われます。身体を清潔にすることや手際のよさという点からだけ考えるとするなら、看護学生の知識や技術は、ベテラン看護師には及びません。森さんにとって学生から身体を拭いてもらう時間は、気持ちのよい、リラックスできるときであり、同時に学生に患者としての体験を伝えたり、ときには患者側からみた気持ちのよい身体の拭き方について要望を具体的に伝えることもあったかもしれません。森さんは単に受け身の存在として身体を拭いてもらっていたわけではなかったでしょう。看護師が行うケアは、具体的に痛みを取り除いたり、トイレまで介助するといった外側から見える部分だけではありません。看護師と患者の相互の関係性や意図が複雑に絡み合い、一つひとつの場面、個々の看護師と患者の組み合わせによって、様々な様相をもつものと考えられます。清拭車から取り出された3本のおしぼりタオルは、森さんが学生との間で経験した清拭を意味するものではなかったのです。

——ケアを通して生まれる相互性

　「ケアリングの最大の危険性のひとつは、合理的・客観的な様式への早まっ

た切り替えであろう」(Noddings/立山, 他, 1984/1997, p.41)」といわれています。どんな患者にも通用しうる心地よい清拭方法というものもあるかもしれません。しかし、「合理的・客観的な様式は、次第に、関与の新鮮な基礎から、もう一度確立され、方向づけられなければならない。さもないと、わたしたちは、どういうわけか、それ自体を目的としただけの、手続きの中に埋没して、おそらくがんじがらめになってしまう」(Noddings/立山, 他, 1984/1997, pp.41-42) のです。身体を清潔にするという目的だけに埋没し、それだけを達成しようとしたことが、結果としておしぼりタオルを用いた清拭という看護師の行為となって現れていたのかもしれません。

　2008年頃から、清拭車で保温する木綿タオルの感染の問題が取り上げられ、細菌学的な検証が行われてきました (松村・深井, 2014a, pp.243-246)。木綿タオルに代わる素材として使い捨ての不織布タオルが用いられるようになり、肌ざわり、保温性などについて比較検討されています (松村・深井, 2014b, pp.188-189)。新型コロナ感染症のパンデミックによって、施設内の感染予防策はより加速し、使い捨ての不織布タオルが使用されるようになっています。この傾向は、感染予防という観点からは妥当でしょう。しかし、清拭というケアの目的は身体の清潔だけではありません。

　看護学生は、なんとか森さんの力になりたい、どうしたら森さんに喜んでもらうことができるだろうかという思いが強くあったのでしょう。患者が看護師の気づかいに欠けると感じられたのは、「単に仕事を片づけてしまうために」そこにいるようなあり方だったからであり、技術面で不器用であっても、そのこと自体は気づかいの欠如として患者からは挙げられなかったといわれています (Benner & Wrubel/難波, 1989/1999, p.7)。「ケアする―ケアされる」という関係を超えた相互性が生まれたとき、患者も看護師もともに、ケアされたと感じられるのではないでしょうか。

どんな対応が考えられる？

 ### 3つのRを見直す

　病院という場そのものがつくり出す医療者と患者の関係性の不均衡な関係性、ケアをする側－受ける側という図式を意識してもしすぎることはありません。私たちは、患者や家族も含め、置かれている社会や文化的な特徴、脈々と受け継がれている価値観から抜け出すことは容易ではありません。それらの背景にある意味を意識することなく、普段の生活の中で様々な事柄を選び取り、生きています。

　しかし、何かの拍子に背景となって物事の「地」になっている部分が浮かび上がり、異和として感じられるときがあります。森さんはケアを受ける側として入院生活を送ってきましたが、看護学生の出現によって、森さん自身に本来もっていた受け身だけではない自分が浮かび上がってきたのです。看護学生という存在は、医療者でもなく、患者・家族でもない、医療の世界と日常の世界の中間にある世界に身を置く存在と考えられます。医療の世界と日常の世界の裂け目では、大切な価値が渦巻いています。

　高齢者施設においては、高齢者の自律性を奪う3つのR（3Rs）があるといわれています。施設の中での毎日の習慣や日課（routine）、規則・規制（regulation）、機会の制限・制約（restricted opportunity）です（Kane & Caplan, 1990, p.19）。毎日のように変わらず続けられていること、決まった手順によって行われるケア、行動制限は、ケアを受ける側のみならず、ケアする側の個別性も埋没させます（➡p.89 Column参照）。

　これは高齢者施設に限ったことではありません。いつも意識することなく、当たり前と思っているケアの方法、ルーチンの手順を今一度振り返ること、決まり切った手続きにどんな意味があったのか、本来の意味を考える機会をつくることが、仕事を片づけるのではなく、真にケアする関係を築く第一歩となるのではないでしょうか。

どんなケアにも意味が伴う

　森さんの清拭は、痒みを緩和し、身体を清潔にすることだけが目的ではないでしょう。森さんは、心不全という生命の危機を幾度も経験し、他者に依存せざるを得ない身体です。もう自分には生きる気力もなく、以前のように元気になれないかもしれないという思いがありながら、看護学生との間で再び生きる意欲を取り戻しつつありました。

　森さんが看護学生との出来事を思い浮かべながら、生き生きとした表情で清拭してもらったときの心地よさを話しているときに、看護師が森さんに言葉をかけていたらどうだったでしょうか。おしぼりタオルではなく、洗面器に熱い湯を張り、何度もタオルを絞り背中を拭いてもらった森さんと看護学生との時間の中で生まれた、ケアの真の意味をつかむことにつながったのではないでしょうか。その上で、看護師がどのような方法で清拭をするかは次の段階になります。おしぼりタオルを使い、短時間で清拭を終わらせるという方法ではなく、看護学生と同じように洗面器でタオルを絞ることによって、森さんが取り戻しつつある気力を、さらに大きく支えることができるかもしれません。

文献

- Benner, P., & Wrubel, J.(1989)/難波卓志訳(1999). ベナー/ルーベル　現象学的人間論と看護. 医学書院.
- Kane, R.A., & Caplan, A.L.(Eds.). (1990). Everyday ethics—resolving dilemmas in nursing home life. Springer.
- 松村千鶴, 深井喜代子(2014a). 綿タオルと化繊タオルの細菌学的検討. 日本看護技術学会誌, 13(3).
- 松村千鶴, 深井喜代子(2014b). 多次元評価指標による綿タオルと化繊タオルの部分清拭効果の比較. 日本看護技術学会誌, 13(3).
- Noddings, N.(1984)/立山善康, 林　泰成, 清水重樹, 他訳(1997). ケアリング　倫理と道徳の教育—女性の観点から. 晃洋書房.
- 渡辺一史(2013). こんな夜更けにバナナかよ　筋ジス・鹿野靖明とボランティアたち. 文藝春秋.
- 渡辺一史(2018). なぜ人と人は支え合うのか—「障害」から考える. 筑摩書房.

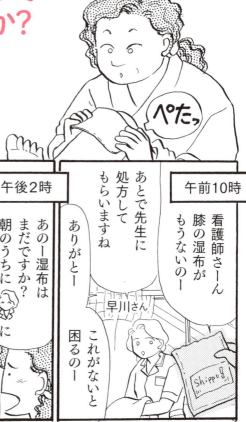

患者と看護師に、何が起きたの？

事例について考えてみましょう。

1 小田桐看護師が夜勤に来た時に、清水さんの怒りが爆発したようです。清水さんは何を怒っていたのだと思いますか？

2 清水さんの湿布について、早川、谷口、小田桐、3人の看護師の引き継ぎは、どのようになされたと思いますか？

3 小田桐看護師は清水さんに、湿布の処方手続きについて医師の指示が必要だと説明しました。あなたがこの看護師の立場なら、どうしたら清水さんが納得してくれると思いますか？

4 清水さんは湿布を心待ちにしているようですが、どうしてだと思いますか？

Chapter **2** 高度な技術化、ケアシステムの中での看護

Scene 5 「あとで」っていつですか？

看護師のストーリー

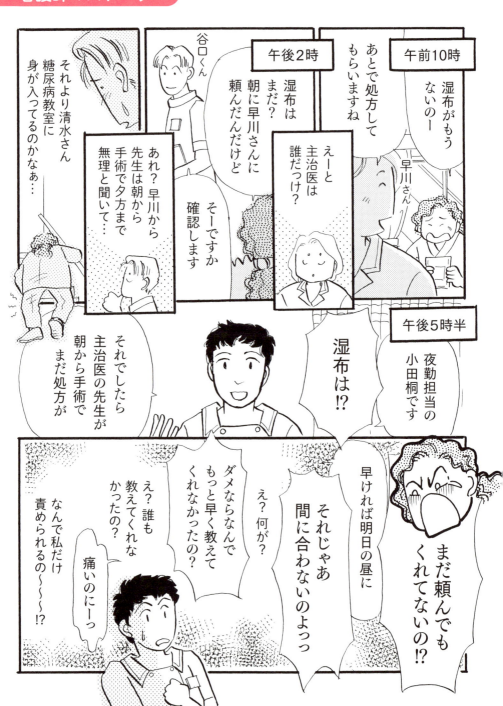

看護師の世界を考える

主治医の処方を待つしかない

　小田桐看護師が3日間の休暇をとったあと夜勤に出勤すると、入院患者の顔ぶれがガラリと変わっていました。入院日数がますます短くなり、患者の顔と名前が一致しないことも珍しくありません。

　清水さんは、昨日から2週間の予定で糖尿病の血糖コントロールと食事療法や運動療法を受けるために入院してきました。夜勤の挨拶に伺うと、清水さんは待ち構えていたように湿布のことを尋ねてきました。日勤の受け持ち看護師からは、湿布の処方を主治医に依頼するように申し送りを受けており、清水さんに説明しようとすると、話が終わらないうちに、清水さんが険しい表情で怒り出したのです。

　事情がつかめないながらも、薬剤の処方は主治医しかできないこと、主治医は手術のため夜遅くにしか病棟に戻れず、処方まで時間がかかることを説明しました。病院の手続きや事情を丁寧に説明するしかなく、言葉を重ねましたが、清水さんの怒りは火に油を注ぐがごとくで収まる兆しがありません。

　小田桐看護師は説明しながらも、湿布1枚でも処方できないことをうらめしく思いました。医師との調整、病院の中のしくみや決まりごとの中で、患者さんの希望にすぐに対応できないのは、今に始まったことではありません。

断片的な関わりの中では事態を把握できない

　清水さんは膝の痛みに対して鎮痛薬は内服しておらず、日常生活動作も問題なくできているようです。小田桐看護師は清水さんとは初対面だったので、なぜ湿布を急ぐのかわかりませんでした。湿布だけで対処できているなら、それほど強い痛みでもないだろうし半日くらい湿布がなくても支障はないのでは、と推測しました。明日の午前に間に合わせたいと清水さんが口にしましたが、明日どのような教育内容が予定されているのか、把握し切れていませんでした。糖尿病のコントロール目的で入院する患者の場合、特別トラブルがない限り、看護師は検温のときに顔を合わせる程度の関わりになります。

　清水さんが大変な剣幕で怒っているのですが、もともとどのような性格の方なのかさえわからず、小田桐看護師は断片的な情報しか持ち合わせていないため、事態を把握できず戸惑いました。

Scene 5 「あとで」っていつですか?

患者のストーリー

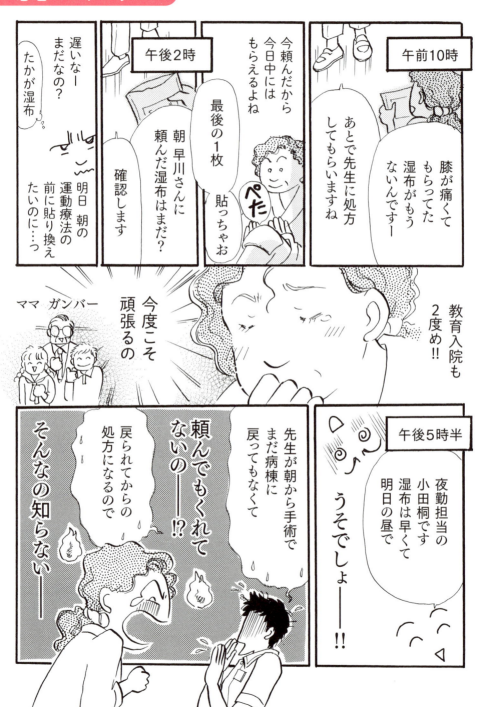

患者の世界を考える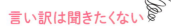

言い訳は聞きたくない

　清水さんは2年前にも入院し、糖尿病の食事や運動について学習しました。フラダンスをしたり甘いものを控える生活によって、70kgだった体重が5kg減り、血糖値もやや落ち着いてきました。ところが、半年ほど前から膝が痛み出し、運動も休みがちになりました。ストレスも溜まり、体重が元に戻り、血糖値も上昇傾向です。主治医からは、膝のためにも痩せるように言われています。なかなか思うようにはいきませんが、湿布を貼れば痛みが和らぐので、安心して運動できるようになりました。

　さて、湿布の袋を開けてみると、あと1枚しかありません。これがないと困ると思い、朝の検温のときに看護師にお願いしました。午後は別の看護師に代わり、湿布のことを尋ねましたが、「確認します」と言ったきりで、夕方になっても湿布は届きませんでした。尋ねてみると、主治医が朝から病棟にいないとか、手術が終わらないと病棟に来ないとか、結局、湿布は明日の昼になると言われました。主治医は朝から病棟にいなかったのに、今頃になって言われて腹が立ちました。看護師は言い訳ばかりしているように聞こえました。わかっていたなら、最後の1枚の湿布を明日にとっておいたのに。午後の散歩の前に、残りの湿布を貼ってしまったことを後悔しました。

私のこと、ちゃんと見てくれているの？

　清水さんは今度こそ体重がリバウンドしないように、食事療法も運動も頑張ろうと決意して入院しました。明日は運動療法の講義と実技です。湿布を貼って頑張りたいと思っていました。それなのに、「あとで処方してもらいます」「確認します」「今度」と、頼んだことが次から次へとたらい回しにされ、悲しくなりました。看護師は交代勤務で患者のことをみていることはわかっています。重病人でもないのに入院している患者の細かい要望にまで手が回らないのかもしれない、でも、明日の運動療法に備えたいだけなのに、なぜこんな目に合わなければならないのだろう。看護師にとっては、たかが湿布かもしれないけれど、私には大事なもの、せっかく明日から頑張ろうと思っていたのに、やる気を削がれる思いでした。大勢の患者がいる中で、自分のことをちゃんとみてくれているのだろうかと不信感も湧いてきました。

Scene 5 「あとで」っていつですか？

論点と対応

何が問題？ 論点を整理する

論点1 組織、役割、文化がつくり出すジレンマ

◉──やるべきことはわかっていても…

　清水さんの手元に湿布が届かないという出来事は、患者の治療を取り巻く状況、医師・看護師の役割、権限の範囲、現実的なしくみを抜きにしては論じられません。

　3人の看護師は少なくとも、清水さんが湿布の処方を希望していることを、前勤務帯の看護師から引き継ぎを受け、把握していました。それが結果として叶えられなかった理由としては、次の3点が挙げられます。

　①処方する権限をもつのは医師であり、看護師は処方できない、②医師は執刀中のため夕方あるいは夜まで病棟にはやって来ない、③手術中の主治医に連絡をとり処方を依頼するほど緊急性はないと看護師が判断した。

　患者の診断、治療に関して法的な責任を負い、処方する権限をもつのは医師であり、それは医師法により定められています。看護師は、保健師助産師看護師法によって「傷病者もしくは褥婦に対する療養上の世話」「診療の補助を行うことを業とする」とされています。この法律に基づく役割の違いは、倫理的な問題との出会い方の違いをもたらします。

　清水さんの要望、怒りなど様々な願いを四六時中見聞きし、接するのは看護師です。ですから、患者の痛みや苦しみ、怒りといったネガティブな表出に、即座に対処しなければならない問題として、倫理的な問題に出会うのです。さらに、「やるべきことはわかっているが、それができない」性質の問題も多いのです。

◉──看護師の倫理的ジレンマの構造

　ここで、よく考えてみてください。やるべきことはわかっているのにできなくて、しかも、その場で対応を求められます。さらには患者さんが目の前

で苦しんでいるのです。「何がよいケアなのか、どうすることがよいのか」と問われること自体、荷の重い事柄なのに、このような形で問題が現れるのですから、看護師のイライラや戸惑い、もどかしさは十分想像できるでしょう。「看護倫理は、我々の多く、すなわち責任を与えられず、他者からの指示を実行する立場にあり、与えられた制約の中で任務を遂行しようと努める人たちの倫理である」(Chambliss/浅野, 1996/2002, p.116)とさえ、言い切る人もいます。

　米国の看護職は、資格をもたない看護補助者から、資格をもつ実務看護師(licensed practical nurse)、正看護師(registered nurse)、上級資格をもつ看護師(advanced practical registered nurse:APN)まで幅広くあります。広大な国土の中で、医療サービスを提供するため様々な資格が誕生し、資格ごとの職務範囲は州によって異なります。APNのうちの大部分を占めるnurse practitionerは「患者のアセスメント、診断、オーダー、検査結果の解釈、処置の実施と管理、薬物の処方とコントロール」をする権限をもちますが、州ごとに職務範囲が定められています(早川, 2022, p.46)。

　日本では、医師の判断や技術がなければ人体に危害を及ぼす「絶対的な医行為」と、医師の指示や監督のもとに看護師等が実施可能な「相対的医行為」があります。2014年に「特定行為に係る看護師の研修制度」が設けられました。それによって「相対的医行為」の38行為について、研修を修了した看護師は、手順書によって医師の判断を待たなくても、実施することができるようになりました。日本看護協会は、「本制度を活用し、看護師の専門性をさらに発揮し、少子超高齢社会における国民のニーズに積極的に応えていく」(日本看護協会, 2015)という考え方を示しています。38行為を医師の指示を待つことなく看護師がタイムリーに判断して実施することによって、患者の苦痛の軽減や回復につなげることがねらいです。

　看護師に処方権があれば、清水さんのように湿布を待つ患者は減り、QOLが向上するかもしれません。しかし法的に定められている看護師の業務範囲の限定によって、患者や家族へのケアが滞ることで生じる倫理的な問題は、薬剤の処方だけではありません。在宅で療養する人がおむつを使用し、おむつ代の医療費控除を受ける場合には、医師から「おむつ使用証明書」を

Scene 5 「あとで」っていつですか？

発行してもらう必要があります。おむつを使用しなければならない状況であることを証明するのに、どうして医師でなければならないのでしょうか。医師でなければできない業務とは何かについて、見直しが必要です。

このように、倫理的な問題には、患者や家族、医療者を取り巻く制度や組織文化、役割などが大きく関与しています。看護師は目の前の倫理的な問題に目を向けると同時に、その背景にあるしくみにも目を向けてくことが大切です。

 ケアの分断化、時間性の異和

◉──**交代勤務の落とし穴**

　この場面でもう1つ考えておきたいのが、看護師は、勤務交代する中で清水さんの要望を引き継ぎながら対応しているという点です。看護師は、自分が勤務した時間帯に担当した患者の状態、実施された検査や処置、ケアの内容、今後必要なケアなどを口頭あるいはカルテなどを通じて伝達します。申し送ることによって、看護師が交代しても患者の安全性が確保され、ケアの内容、質が継続できるようにするためのしくみです。患者側から見ると、看護師が交代するたびに、いちいち説明しなくてもわかってもらえているという安心感、信頼感につながります。ところが清水さんの場合には、自分が頼んだことがうまく伝達されていない、不確実な対応が積み重なるにつれ、病院に対する信頼が揺らいでいきました。

　医療現場はますます過密で高速化しています。1病棟に1日で、入院8件、退院6件などということも珍しくありません。死亡退院となった患者さんの病室に、2時間後には緊急入院の患者さんが搬送されてくることも日常茶飯事です。そのような中、交代勤務というシステム内で効率性と安全性を確保するために、看護師の業務が分担され、注射や点滴を準備する看護師、薬の準備や配薬をする看護師、清潔ケアなどを担う看護師など、分業体制をとっている場合もあります。このようなケアの分担、分業化は必要なところもありますが、ケアの分断化にならないようにしたいものです。

⊙──── 連続性のない関わりが人を脅かす

患者は1人の人として存在しています。ケアが分断化されることによって安楽が損なわれ、ひいてはその人の存在自体を脅かしかねません。大げさに思えるかもしれませんが、ブツ切れの連続性のない関わりが、人としての存在の拠りどころを揺るがすのです。「人間存在の根幹をなすのが時間性である」（Benner & Wrubel/難波, 1989/1999, p.124）といわれています。患者は身体をもった存在として、そして、それぞれの歴史や状況といった時間性をもった存在として、それぞれの世界に暮らしています。ですから、看護師が患者をケアする際には、いやおうなしに患者が生きる世界に出会うことになります。

1日中湿布を待っていた清水さんにとっては、一日千秋の思いだったでしょうが、一方の看護師にとっては、まったく異なる時間として体験されていたことは明らかです。清水さんは、過去に食事療法や運動療法が長続きしなかったこと、家族からも今度こそは改善することを期待される中で、明日の運動療法に懸ける思いは、並々ならぬものだったに違いありません。分断されたケアでは、清水さんがこのような世界を体験していることにまで触れることはできないでしょう。

「過去の経験と先取りされた未来によって特定の意味を帯びる現在の内に人間が錨を下ろしているということ、それが時間性の意味することである。人は自分のそれまでの経験に対する自分なりの解釈を持ってその都度の現在を生きており、その意味で現在という瞬間は人生の過去の瞬間のすべてと結びついている」（Benner & Wrubel/難波, 1989/1999, p.124）ともいわれています。清水さんは、唐突に怒りだしたのではありません。清水さんの長年にわたる病気への思い、今回の入院への意気込み、湿布に込めた思い、それらが重層的に絡み合い、清水さんが今、ここにいるのです。

Scene 5 「あとで」っていつですか？

どんな対応が考えられる？

 ### 言い訳か？ 説明か？

　小田桐看護師は清水さんに、医師の都合などを説明しましたが、通用しないどころか、逆効果でした。病院の事情をいくら説明したところで、患者には医療者側の都合、組織の論理を押し付けているだけと受け取られます。どのような対応が効果的かはやってみないとわかりません。ただ、いえることは、いくらあとから組織の論理について理解してもらおうと言葉を重ねても、患者の怒りは収まらないということです。処方のしくみや医師の事情などを説明するのであれば、最初にしておけばよかったのです。人は、相手の事情や状況がわかれば、ある程度は納得できます。それが言い訳に聞こえるのか、丁寧な説明に聞こえるのかは、事態が起こる前かあとかによってずいぶん異なります。

　また、清水さんの苦痛の緊急性を手術と比較し、優先度をつけるという点についても考えておきたいと思います。限りあるマンパワーの中で、患者の重症度や緊急性によってケアを配分するという考え方は、当然必要です。一方で、人が体験している苦痛を比較したり、序列をつけてよいのだろうかとも思うのです。もし、手術中に主治医に確認するほどの緊急性はないなどと清水さんに説明していたら、清水さんはどのような反応をしたでしょう？　もっと困っている人がいる、もっと緊急性を要している事態があると知って怒りが収まる可能性はなきにしもあらずですが、自分の苦痛が一般化され、他者と比較されること自体に拒否を示されるでしょう。

 ### 現実を見据えつつ、
医療を取り巻く制度にも関心を向けよう！

　看護現場の中で出会う「どうすることが善いケアなのか」という倫理的な

問いは、「自律性の尊重、無害性、善行、そして公正といったような明確に練り上げられた「原理」を駆使して解く、知的なパズルではない」(Chambliss/浅野, 1996/2002, p.159) ことが多いのです。

　この事例の場合にも、あれかこれかといった二者択一の価値の間で葛藤し、意思決定する問題ではなく、現実的な対応をしましょう。例えば、清水さんが1日に使用する湿布の枚数を確認して、早めに医師に処方してもらうようにすることもできます。医師の処方を待たなくても、これまで患者さんが家庭で使用していた市販の湿布剤を家から持ってきてもらう、冷やすか温めるなど罨法を取り入れるなどです。

　現実を見据えて対応することと同時に、医療、患者や家族、看護職を取り巻く社会制度にも関心を向けていきましょう。超高齢社会が進んでいく中で、質の高い医療を提供して人々の健康を守るために、看護職としてどのような役割を担っていけばよいのでしょうか。看護師の処方権を含む、業務拡大に関する議論は、自分と遠いところでなされていると思うかもしれません。でも、そうではないのです。あなた自身が看護専門職として何を行い、どこで、どのように働くのかという在り方に関わることです。

文献

- Benner, P. & Wrubel, J. (1989)/難波卓志訳 (1999). ベナー/ルーベル　現象学的人間論と看護. 医学書院.
- Chambliss, D.F. (1996)/浅野祐子訳 (2002). ケアの向こう側——看護職が直面する道徳的・倫理的矛盾. 日本看護協会出版会.
- 早川佐知子 (2022). アメリカの看護師の職務範囲とその拡大. 健保連海外医療保障, No.129.
- 公益社団法人日本看護協会広報部 (2015). 「特定行為に係る看護師の研修制度」に対する日本看護協会の考え方と今後の活動方針. 2015年3月13日News Release. https://www.nurse.or.jp/nursing/education/tokuteikenshu/policy/pdf/20150313150606_f.pdf (2024年8月アクセス)

Column

「看護手順」「看護業務基準」と 看護倫理の密接な関係

　病棟の本棚に、「看護手順」という名前のファイルが並んでいるのを見たことがありますか？ 新人看護師時代にこれまで経験したことのない看護技術や検査の介助を行うとき、先輩看護師から「看護業務基準」を手渡され、看護技術の内容を確認しておくように言われた経験はありませんか？ 実はこの「看護手順」や「看護業務基準」と看護倫理には、密接な関係があります。

　看護技術に関するテキストが数多く出版されているのにもかかわらず、あえて病院ごとに「看護手順」という名前の看護技術マニュアルを手作りするのはなぜでしょう。なぜなら、「看護手順」や看護業務に関する各種のマニュアルは、その病院に所属する一人ひとりの看護師が提供する看護、看護技術の質を保証する基準を示すものだからです。どんなキャリアの看護師であっても、新人でも臨床経験30年のベテランであっても、その施設に所属する限り、提供する看護の質を担保する責務があります。看護師一人ひとりが努力することに加え、組織化された安全で安心な看護を提供するシステムをつくることが病院のマネジメントに携わる管理者には求められます。

　各医療機関の看護手順や看護業務基準、マニュアルなどが基盤とするのが、日本看護協会が作成した「看護業務基準」です。看護業務基準は1995年に作成され、社会の変化の要請を受け、「看護という職種の価値観と優先事項とを反映」したものとして2006年、2016年、2021年の3回にわたり、見直し・改訂されてきました。最新の「看護業務基準」の内容には「1．看護実践の基準」「2．看護実践の組織化の基準」と看護

職の倫理綱領から構成されています。「1. 看護実践の基準」では、看護実践における責務、看護実践の内容、看護実践の方法が示されています。そして、継続的で一貫性のある看護を提供するために、看護職の集団としてどのように取り組むかという基準を示しているのが、「2. 看護実践の組織化の基準」です（日本看護協会, 2021）。

　人々の生命が脅かされることなく、安全で安心、信頼されるケアを提供することは、善いケアの大前提であることに間違いありません。それをおざなりにした看護はありえないでしょう。看護の倫理を考える上で、「看護手順」「看護業務基準」は重要な意味をもつのです。

文献

- 日本看護協会(2021). 看護業務基準 2021年改訂版.
  https://www.nurse.or.jp/nursing/home/publication/pdf/gyomu/kijyun.pdf（2024年8月アクセス）

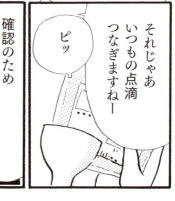

患者と看護師に、何が起きたの？

事例について考えてみましょう。

1. 国分さんはナースコールを押しましたが、看護師に何を伝えたかったのでしょう？

2. 看護師が国分さんに痛み止めの内服を促しましたが、国分さんは希望しませんでした。どうしてでしょうか？

3. あなたが看護師だったら、どのように対応しますか？国分さんのナースコールを受けたとき、発熱を訴えられたとき、肩の痛みを訴えられたとき、それぞれの場面について考えてみましょう。

4. 国分さんがあきらめたような、あきれたような表情をしていますが、どんな気持ちだったのでしょうか？

Scene 6 私はスーパーの商品!?

看護師のストーリー

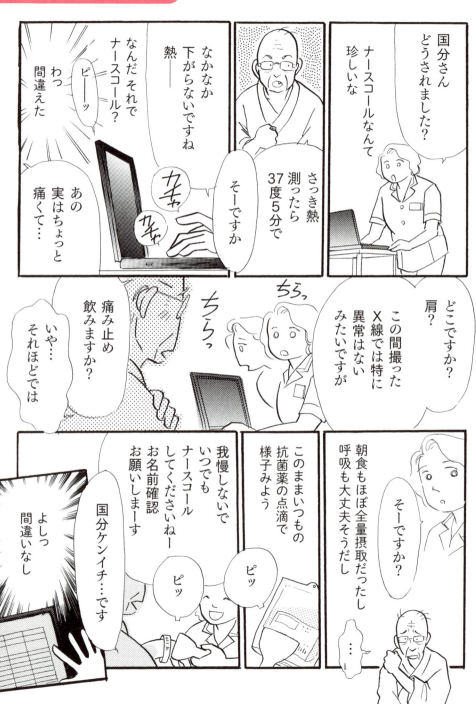

看護師の世界を考える

電子カルテの操作に四苦八苦

　午前9時。看護師はカンファレンスを終えて、午後の検温に回ろうとパソコンを載せたワゴンを準備し廊下を歩いていました。すると、国分さんからナースコールがありました。

　国分さんは肺炎のため2日前に入院し、抗菌薬の点滴治療を受け、熱も落ち着いています。身の回りのことは自分ででき、めったにナースコールはありません。何かあったのかな？　と訪室すると、国府さんは熱が37度5分になったと言いました。いったん解熱したのにまた熱が上がってきたようです。ちょうど検温の時間だったので、このまま国分さんの検温を済ませておこうと思い、体温のデータをパソコンの画面に入力しました。「37.5度の発熱なら、朝の抗菌薬の点滴で様子をみよう。呼吸も苦しそうにはみえないし…朝ご飯もほとんど摂取されていたし…」と頭の中でアセスメントしました。

　病院では2週間前に電子カルテのシステムが新しくなり、慣れない入力作業やシステム変更による検査・投薬指示の確認作業に追われていました。入力ミスや点滴確認時の患者認証のし忘れが何度かあり、緊張しています。

とにかく効率よく、安全に!

　午前中は、看護師にとって1日の中でも超過密な時間帯です。夜間からの患者の容態の変化に合わせ、医師との連絡調整、投薬、手術、検査、リハビリ、清拭…。時間が決められている処置なども行いながら、受け持ち患者の検温に回らなければなりません。

　看護師は、国分さんから肩の痛みの訴えを聞きましたが、痛みの原因となるような検査結果は出ていません。対症療法として鎮痛薬の指示が出ていたのを電子カルテで確認し、国分さんに伝えました。国分さんは鎮痛薬を飲むほどではないと話されたので、経過をみることにしました。熱の状況も踏まえ、抗菌薬の点滴を行うことが最優先と考え、リストバンドと点滴のバーコードをスキャンし、認証されたことを確認してから点滴を接続しました。

　慣れないパソコンを操作しながら、時間通りに確実に処置をするのは大変です。今日は他にもまだ、6人の患者を受け持っているのです。なんとか午前中に予定している検温、検査、処置をこなさなければと焦っていました。

Scene 6 私はスーパーの商品⁉

患者のストーリー

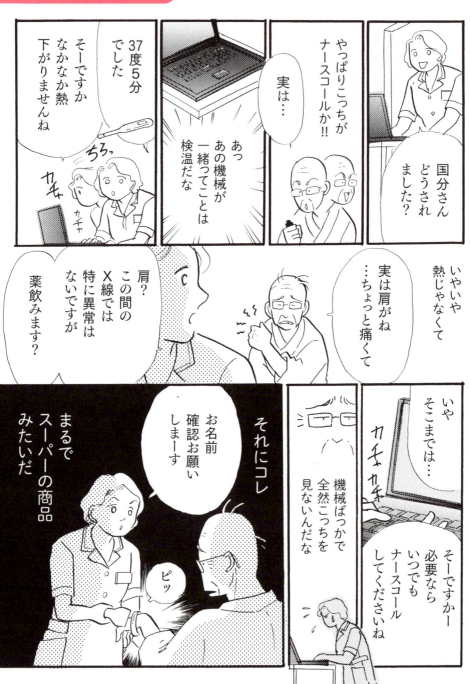

患者の世界を考える

肩がちょっと痛かっただけなのに…

　国分さんは風邪をこじらせて肺炎になったのですが、自覚症状がほとんどなく、熱もすぐに下がったので、じきに退院できるだろうと考えていました。それよりも冷えたせいか肩が痛くなり、自宅で使っていた湿布を貼ってもよいかな、家族に家から愛用の湿布を持ってきてもらいたいと考えていました。

　使い慣れないナースコールを押してみると、看護師が病室にやってきました。パソコンのワゴンとともに看護師が病室に現われたときには、いつも熱や食事、便通の回数を聞かれる時間だと思ったので、今しがた測っておいた体温や昨日からの排便回数などを伝えなければと思い、肩の湿布のことは忘れてしまいました。やがて、看護師と話をしているうちに、湿布のことを思い出したので、家から持ってきて貼ってもよいかを聞きたかったのです。

　長年の職人仕事のせいで、肩が痛いのは仕方がないと思っていました。しかし今回入院し、主治医に肩が痛いと話したら、X線検査まで受けることになってしまったのです。湿布のことを聞きたかっただけなのに、看護師には痛み止めまで勧められてしまい、ますます湿布のことが言い出しにくくなってしまいました。

なんでも機械化されて、流れについていけない…

　国分さんは、見たこともないような器具がベッドの周りにあり、どのように使っていいのやら慣れない日々でした。年のせいか耳が聞こえにくいし、目もあまりよく見えないので、いろいろなボタンやスイッチを押すようにと言われても、なかなか思うようになりません。

　看護師たちもパソコンを持ち歩いて、何かというと「ピッ、ピッ」とスーパーのレジのように点滴や薬も機械に通しています。挙句の果てには、腕輪にまでスーパーの商品みたいに番号が付いていて、点滴するときにも「ピッ、ピッ」とやられます。この頃、看護師は機械ばっかり見て、あまり患者の顔を見ないし、話の流れも速いので、質問に答えるだけでも精一杯。点滴のたびに名前を言わされて、顔を見ればわかるだろうに、どうして毎回名前を言わされるのかも、腑に落ちませでした。これが時代の変化というものなのだろうから仕方がない、と思うしかありませんでした。

Scene 6 私はスーパーの商品!?

論点と対応

何が問題？ 論点を整理する

論点1　検温時に失われた「観察」の意味

　ベッドサイドに行くと、看護師の感覚を通して伝わってくるものが様々あることに気が付きます。視覚、聴覚、嗅覚、触覚…、そして全体的な場の雰囲気、患者の醸し出す様子、いつもと違う口調、何か言いたそうな表情やしぐさなど。このような側面は、病室に入ったときに一瞬で感じるものもあれば、患者とのやりとりの中で徐々に感じ取ることもあります。

　看護過程という考え方が看護界に取り入れられるようなって以来、「情報収集」という言葉が使われるようになりました。患者がもっている「情報を集める」「情報を取る」など、あたかも目の前に確固たるものとして「情報」が実在し、目に見えるもの、数値を集めてくることがアセスメントの重要なステップとして印象づけられているようです。しかし、本来的には、明らかに目には見えないもの、わずかな違和感として受け止められる変化を手掛かりに、何が起こっているのかを注意深くみて、明らかにしていく「観察」という過程が重要です。もちろん、人を相手にした観察では、話したり、身体に触れたりしながらその過程が進められることによって、より具体的に現象が明らかになってきます。ヘンダーソンは、看護師の責任として観察の重要性を次のように述べています。

　「ナースは症状や反応を観察しそれら観察したことを解釈する。これは確かである。そのようにしてのみ、ナースは患者に対して、あるいは患者のために、理性的でかつ人間的な行動がとれるのである」(Halloran/小玉, 1995/2007, p.39)。

　看護師の観察力が患者の生命、尊厳を守ることは、いうまでもなく安全な看護を提供するという根底的な問題につながります。さらに、そこでは何よりも患者への関心が土台になるのです。

　「ナースは徐々に、それと気づかず、観察することを学ぶ。観察技術は看

護で使われる他の技術と同じく、知識、関心、注意、ナースが患者の立場に自分を置くことができるようにする共感、に基礎を置いている。訓練された心が必要なのである」（Halloran/小玉, 1995/2007, p.40）。

　看護師はパソコンの画面や操作に必死で、一度も国分さんの身体に触れることもなく、患者確認もバーコード任せでした。看護師が対面していたのは、目の前の国分さんではなくパソコンに入った国分さんのデータでした。

 論点2　業務中心、機械化、システム化の流れに飲み込まれる患者

　スーパーの商品に付けられたようなバーコードによる患者認証システムは、医療現場の安全性を高めるものとして多くの病院で取り入れられています。投薬や検査などを安全に行うオーダリングシステム、患者の身体に付けられる侵襲的、非侵襲的な医療機器の数々、それらへの対応もこなしながらの業務ですから、急性期病院では超過密スケジュールとなっています。

　看護師はそのような中で、安全性を損なうことなく、効率性も考慮しながら業務を実践していかなければならない状況でした。他の患者へのケアも滞りなく行おうとすると、看護師の立てたスケジュールに沿って動くことになります。患者自身が看護師のペースに合わせて応対することになり、抱えていた心配事や気がかりは置き去りにされてしまいます。国分さんの場合では、気になっていた湿布のことにまで会話が至りませんでした。

　ハイテクノロジー化された医療機器の操作、それらが取り付けられた患者の安全を守ることは、患者の生命を守るための重要な看護です。ただし、そこには看護師が患者の人間としての尊厳を守るという重大な役割があってのことなのです。

　「ナースの元気づけ、世話しつつの付添いやタッチがあるからこそ、侵襲的でしばしば脅威的、時には苦痛なテクノロジーに入院患者は耐えることができる。そうしたこの時代ほど、看護の重要性が高かったことは未だかつてない。…（中略）…ナースには、テクノロジーの倫理的活用をめぐって負うべき重大な役割がある」（Halloran/小玉, 1995/2007, p.24）。

Scene 6 私はスーパーの商品!?

どんな対応が考えられる？

 ### 関心を向け、全身で観察する

　第一に、患者に声をかけるときには、パソコンではなく患者の目を見て、きちんと対面するところからスタートするのが基本中の基本です。看護師が取り扱っているのはバーコードの付いた商品ではありません。目の前にいる患者です。

　患者とのやりとりを通して、注意深く見て、何が必要かを考えること、それは、パソコン画面に向けた看護師の身体をいったん離し、看護師の身体を患者に向けるところから始まるのではないでしょうか。そうすることで、国分さんのちょっとした表情の変化、言い淀んだ口元、痛いところに伸びた手が看護師の目に飛び込んできたはずです。

 ### テクノロジーの利用は補助的なものと心得よ

　様々な医療器具・治療法、電子化されたシステムは、患者の安全を守るために有力な道具であると同時に、患者の苦痛や恐怖をますます増強させています。看護師自身も日進月歩の知識を獲得することだけで精一杯かもしれません。しかし、テクノロジーはあくまで補助的な道具です。時代を超えてもなお、変わらない人々の苦痛に向き合い、癒すことができるのは看護師の生身の身体だということを忘れてはなりません。

　「看護の真髄をハイテクノロジーのなかでもちこたえるのはむずかしいが、ハイテクノロジーが存続する以上は、それと一緒になった有効な看護というものがなくてはならない」(Halloran/小玉, 1995/2007, p.23)。

　看護師が、国分さんの肩にちょっと触れたらどうだったでしょうか。検査結果のエビデンスを伝えるだけではなく、国分さんが気にしていた湿布のことを相談する機会をつくれたかもしれません。国分さんの苦痛に触れる手だ

てとして、看護師自身の手がもつ力は、テクノロジーを超える可能性をもつものです。

文献
- Halloran, E.J.(1995)/小玉香津子訳(2007). ヴァージニア・ヘンダーソン選集―看護に優れるとは. 医学書院.

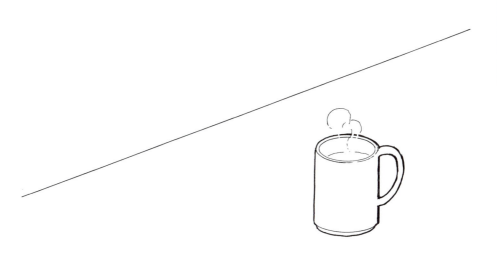

Column

ロボットやAIに看護実践はできるか？

　看護や介護の分野における、ロボットや人工知能（artificial intelligence：AI）の導入が進められています。厚生労働省は2018年から、利用者の自立支援や介護者の負担の軽減に役立つ介護機器（介護ロボット）の開発・普及に取り組んでいます。介護ロボットとは「情報を感知（センサー系）、判断（知能・制御系）し、動作する（駆動系）」という3つの要素の技術をもち、知能化した機械システムで、ロボット技術が応用された機器です（厚生労働省, 2018）。

　看護実践に関わるロボットやAIとしては、看護師や患者の動作を補助する着用型の装置（マッスルスーツ、ロボットスーツと呼ばれる）、発話・対話機能をもったペット型のロボット、内視鏡下手術時の機械出しを行うロボットなどがあります（伊吹・伊吹, 2020, p.35）。

　また、AIによる診断、治療法や薬剤の投与量を予測するモデルの開発、重症化や予後予測モデルの開発などが行われています（AMED研究開発課題データベース）。

　2022年には生成AIと呼ばれるAIを用いたチャット型のシステムが公表され、質問や要望を入力すると、文章のみならず画像、動画、音楽など多岐にわたる回答を生み出します。生成AIはあっという間に全世界に広がりました。生成AIの登場によって、これまで人間が行っていた仕事がAIにとって代わられてしまうのではないかという議論が様々な業種で起こっています。

　看護は、今後ますます開発が進むテクノロジーとどのように向き合っていけばよいのでしょうか。ここで再確認したいのは、看護実践が基盤

とする4つの価値観（ケアリング、アドボカシー、責任、協力）です。この4つの価値観を満たす実践がロボットやAIに可能かどうかです。現在のところ、ケアリングやアドボカシーは、人間によってのみ遂行されうることであると議論されています（Stokes & Palmer, 2020; Ibuki, et al., 2023）。将来的にこれらの課題を解決できたとしても、ロボットやAIを看護にどう利用していくのかは、社会全体での議論が必要になります。

文献

- AMED研究開発課題データベース：
  https://amedfind.amed.go.jp/amed/index?now=Sun+Aug+06+04%3A52%3A50+JST+2023
  （2024年8月アクセス）
- 伊吹 愛, 伊吹友秀（2020）. 看護分野におけるロボット・人工知能の使用および開発の現状と課題―国内文献の検討. 共立女子大学看護学雑誌, 7.
- Ibuki, T., Ibuki, A., Nakazawa, E.（2023）. Possibilities and ethical issues of entrusting nursing tasks to robots and artificial intelligence. Nurs Ethics, Jun 12:9697330221149094. doi: 10.1177/09697330221149094. online ahead of print.
- 厚生労働省（2018）. 介護ロボットの開発・普及の促進.
  https://www.mhlw.go.jp/stf/seisakunitsuite/bunya/0000209634.html（2024年8月アクセス）
- Stokes, F. & Palmer, A.（2020）. Artificial intelligence and robotics in nursing: ethics of caring as a guide to dividing tasks between AI and Humans. Nurs Philos, 21（4）, e12306.

Chapter 3

ケアの質の保証と安全

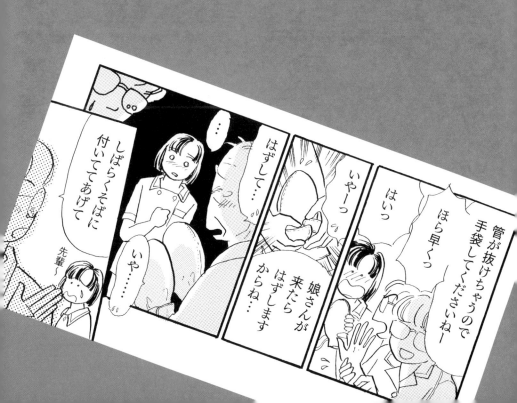

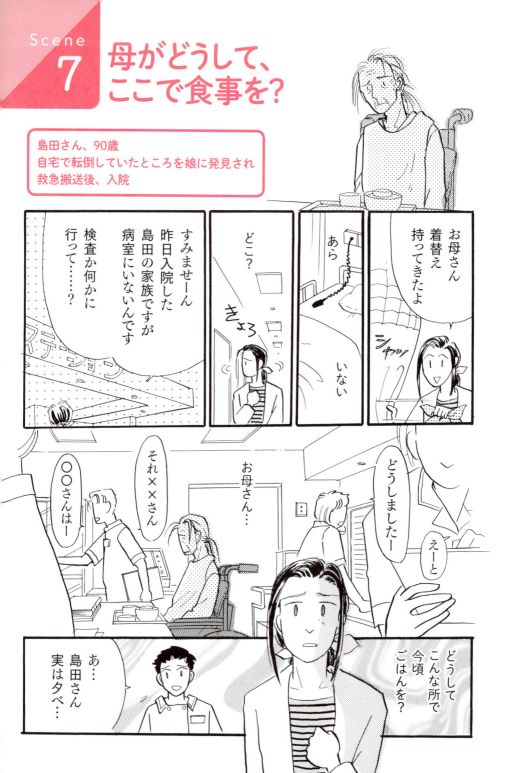

患者と看護師に、何が起きたの？

事例について考えてみましょう。

1. 看護師は、どうして島田さんをステーションに連れてきて食事をしてもらおうとしたのでしょう？

2. 島田さんの家族は、いったい何に困惑しているのだと思いますか？

3. 島田さん自身は、ステーションで食事をすることをどのように感じているのでしょう？

4. あなたの家族が、島田さんのようにステーションで食事をしている姿を目にしたら、どんな気持ちになりますか？

Scene 7 母がどうして、ここで食事を？

看護師のストーリー

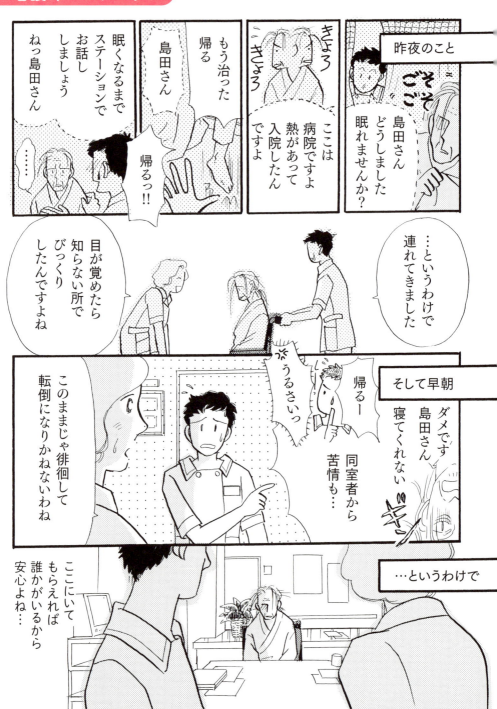

看護師の世界を考える

転ばないように見守るためには…

　夜間の島田さんの変化は、想像していた以上でした。島田さんは、午前2時にベッドに戻ってからもラウンドのたびに目をぱっちりと開け、とうとう一睡もしませんでした。

　島田さんが夜間に歩き回って転んで骨折したら、入院が長期化し、健康状態が悪化するのは目に見えています。早く解熱し、自宅に戻れるようにすることが大事です。夜間は看護師が少なく、島田さんの様子をじっと見ているわけにもいきません。そこで夜間帯に島田さんに目が届く場所といえば、ステーションでした。これまでも夜間に徘徊したり、落ち着かない患者がいた場合、一時的に車椅子でステーションに来てもらい、看護師が記録したり、ナースコールを受けながら患者と話をして時間を過ごすという対応をすることがありました。ステーションは夜間でも人の出入りがあります。ステーションにいてもらったほうが人の気配を感じられるので、島田さんも寂しくないでしょうし、業務をしながら見守るにはこの方法しかありませんでした。

患者は島田さんだけではない

　夜勤帯には3人の看護師が勤務しています。手術を終えた患者、2日前に急変した患者を含め、総勢40人ほどの患者の検温、点滴、配膳や食事介助、配薬、洗面、トイレの介助、そして記録を滞りなくやり遂げなければなりません。

　島田さんは4人部屋の入口に近いベッドでした。夜間に大きな声を出したり、車椅子で移動したりしていたので、他の3人の患者たちの様子が気になりました。患者たちは事情を飲み込んでいるようでしたが、隣のベッドの女性はとうとう我慢できなくなったようです。彼女がカーテン越しに「うるさい！」といったときには驚きました。これまで、決して声を荒らげることのなかった患者だったからです。彼女は下肢に麻痺があり、病室から出て行きたくても動くこともできない状態でした。

　看護師がみているのは島田さんだけではありません。他の患者たちも同時にケアしなければなりません。島田さんにステーションにいてもらえれば、とりあえず安全を確保しながら他の患者たちに迷惑をかけないで済むのです。

Scene 7 母がどうして、ここで食事を？

患者のストーリー

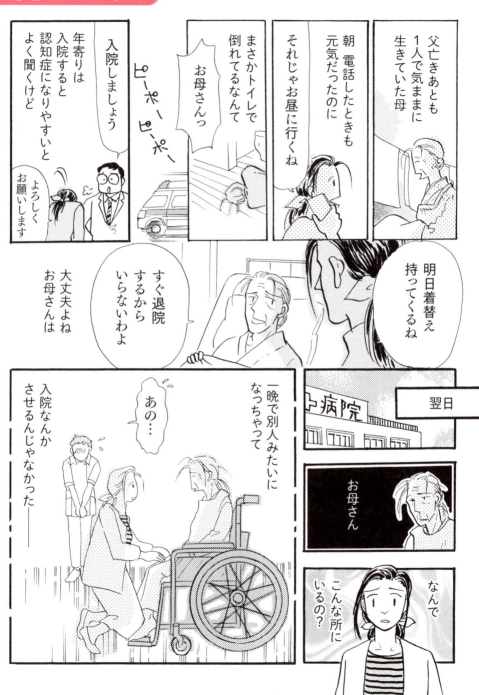

患者の世界を考える

一晩で別人になってしまった母

　ここでは、島田さんの娘さんの話を聞いてみましょう。

　父が亡くなってから、母は1人暮らしをしています。料理や家事もいっさい手を抜かず、その暮らしぶりは1人になっても同じでした。年相応の物忘れや耳の聞こえにくさはありましたが、特に困ったことはないようでした。

　娘3人が交代で毎日様子を伺うようにしていたし、朝電話したときにはまさか倒れるなんて思ってもいませんでした。母は転んだだけと言っていますが、熱があるようでしたのでそのまま入院となり、ほっとしました。

　意識もしっかりしていましたし、大きな心配はいらないようでした。ところが、翌日パジャマなど身の回りのものを持って面会に行くと、変わり果てた姿の母が車椅子に座り、ステーションの中にいたのです。病院の貸出用のパジャマを着て髪がボサボサ、素足で、顔や腕に赤黒いアザができていました。いつも着物を着こなして、身支度を整えていた母とは思えない、まるで別人になってしまったようです。どうして一晩でこんなことになってしまったのでしょうか。入院させるんじゃなかった…昨日、無理してでも連れて帰ればよかったと、後悔しました。

まるで母がそこにいないかのように…

　どうして母がステーションにいるのでしょうか？　テーブルに朝食が置かれていましたが、母は朝食にはまったく手をつけていないようでした。そばでは、医師や看護師たちがあわただしそうに動き回り、まるで母のことが目に入っていないかのようでした。師長さんらしき人から「ここなら目が届きますので」と言われましたが、どうして病室に寝かせてもらえないのでしょうか。母には熱もあったはずです。昨夜、付き添いを申し出ればこんなことにならなかったかもしれない。家族がみていないところで何をされているのか…と疑心暗鬼になりました。

　大切な母がないがしろにされている。どうしてもっと母のことを大事にしてくれないのでしょうか。本当に悲しくなりました。近所の人から「寝たきりの親を施設に入れたら認知症になってしまった」などの話は聞いていましたが、まさか自分の母の身に降りかかってくるとは思ってもいませんでした。

Scene 7 母がどうして、ここで食事を？

論点と対応

何が問題？ 論点を整理する

論点 1　見守られているのか、放置されているのか：物語の多義性

　高齢の患者が急激な環境の変化によって夜間せん妄を生じたり、見当識障害を起こすのは珍しいことではありません。この場合問題となるのが、活動性が活発になり、転倒したり、それによって大きな怪我や二次的な障害を負うことです。そうならないために、スタッフは患者に危険な行動がないかを確認し、回避することが必要です。ただし、勤務者の少ない夜間に滞りなくそれらを行うのは容易なことではありません。島田さんを拘束することなく、しかも安全に過ごしてもらうためにはどうしたらよいのでしょうか。起きたい患者をベッドに寝かしつけることはできません。かといって、夜中に散歩に付き添うスタッフの余裕はありません。そこでしばしば行われるのが、患者にステーションで過ごしてもらうという選択肢です。看護師は、患者の様子を見ながら、同時に記録をしたり、朝の点滴の準備、ナースコールに対応することが可能です。

　しかし、家族の目から見ると、島田さんはステーションに連れてこられ放置されているように映りました。看護師にとっては見守るための対応だったのですが、家族にはまったく逆の意味に受け止められていました。はたして、どちらが本当なのでしょうか。

　どちらも本当、当事者にとっての現実です。それぞれの文脈や背景を抜きにして目の前の出来事を解釈することはできません。看護師にとっては夜間からの騒動の末の苦肉の策でしたが、島田さんとおしゃべりしたり、疲れていないかなど声をかけながら、朝まで最大限に注意を向けてきました。一方の娘さんの受け止め方も、もっともです。

　看護師たちの配慮が不足していたと結論づけるのは簡単なことですが、両者には異なる物語が存在しているのです。

　物事はそこに関わる人々の認識によって成り立っています。入院翌朝に島

田さんがステーション内で車椅子に座っていたという客観的な事象は同じで
も、そのことをどのように捉えるか、意味づけるかは、関わった人の立場が
異なれば、一人ひとり違ってきます。「物事は〈人間の認識によって存在する〉」
「それらの認識が総体としてある物事を形づくっているのだ」と考えること
を構築主義、あるいは構築論と呼びます（宮坂, 2020, p.50）。

　家族と看護師は、見えている出来事が異なるということを出発点にすると、
看護師は自分の物語にとらわれて言い訳に終始することなく、何が自分の見
え方とは違っているのか、それはどうしてなのかと、受けとめの異なる患者
や家族の物語に視点を向けることが可能になるでしょう。

論点 2　1/40の島田さん vs. 唯一無二の母

　もう1つは、約40人の入院患者をみる看護師と、母娘二者関係の中で島
田さんをみる家族、という違いが根底にあります。

　看護師は、複数の患者のケアをどのように行っているのでしょうか。看護
師は、島田さんへの対応と同時に、同室患者の安楽にも配慮すること、手術
後の患者の状態を観察し対処することも求められています。どの患者のどの
ようなケアを優先させるのかを常に考えなければ、40人の患者をみること
はできません。

　看護職の倫理綱領において、国籍や人種、宗教的背景、思想によって人を
差別することなくケアすることが謳われ、またいかなる偏見や個人的な好み
からも患者へのケアを差別することは禁じられています。その点については
議論の余地はなく、その上で、どのような緊急を要する苦痛に一番に対処す
るのか判断し、行動しているはずです。常に平等でまんべんなく行うケアと
いうのはありえません。緊急性、苦痛の度合い、人的・物的資源、組織文化
的背景によって、投入される時間、内容に濃淡が生じるのは当然です。

　島田さんは確かに転倒のリスクが高く、危険な状況でした。しかし、時間
ごとに血圧を測定したり、出血量を確認するような時間単位の関わりではな
く、看護師の視野の中に入る場所で過ごしてもらい、転倒しないように目を
配ることが必要でした。そこで大勢のスタッフのいるステーション内で、島

Scene **7** 母がどうして、ここで食事を？

田さんの身に何かが起こりそうなときには誰かの目に留まるようにする方法がとられたのです。

一方、家族にとっては島田さんは唯一無二の存在であり、他の患者のことは関係ありません。母親以外は目に入らないのです。島田さんの朝食が置きっぱなしになっていたのは、重症患者の吸引に時間がかかったためだとしても、家族にとっては関係のないことです。あくまでも唯一無二の母なのです。この立場の違いは、現象の解釈に大きく影響します。

そして、看護師、家族のそれぞれに、異なる時間が流れているという点も大きな違いです。看護師が島田さんと出会ったのは昨日夕方です。看護師にとっては、夜勤という仕事の流れの中で、島田さんとのやり取りが位置付けられます。看護師にとって、多くの患者を受け持ちながら、島田さんが歩き回って転んだりしないように注意を向け、同室者にも気を配らなければならなかった十時間余は、あっという間に過ぎ、あわただしかったと感じた時間だったかもしれません。同時に、早く夜が明けて日勤スタッフが来るのが待ち遠しいと感じる時間でもあったかもしれません。

一方の島田さんの家族は、どのような一夜を過ごしたでしょうか。娘は、子どもの頃からの気丈な母親、人から世話をされたくない、迷惑をかけたくないという母親の姿を見てきましたし、高齢になったとはいえ、このまま元気でいてくれるだろうと淡い期待をもっていました。ところが、穏やかな時間は続かず、救急搬送されることになったのです。

その夜、病状は落ち着いているようだったので、娘にとっては、母親の病状がよくなれば、今までの暮らしに戻れると思ったでしょう。しかし、翌朝の変わり果てた母親の姿は、前日までとの連続性がなく、時間が止まってしまったように感じられたと考えられます。看護師と家族には、それぞれに固有の時間が流れています。それぞれが経験する時間は、出来事の意味づけにも大きく関与します。

> # どんな対応が考えられる？

倫理的な問題を予測し、予防的な対応をとる

　臨床現場で、倫理的な問題が発生しやすいトピックや状況、特徴についてはいくつか明らかにされています。この場面にあるような一種の身体拘束を伴うような対応、患者の尊厳が守られていないと思われるような対応も、同じ現象であっても医療者と家族の解釈構造が異なるという特性があります。あらかじめ、家族や患者との間で解釈の違いが生まれやすいと予測される場合には、先手を打っておくことができます。

　家族は医療者の意図がわからないままに、ある場面だけを見てショックを受けたり、怒りを感じたりすることが多いようです。そうであるならば、あらかじめ医療者の意図を家族に伝えてはどうでしょうか。ただし、医療者側の論理を押しつけたり、説得するのとは異なります。まず、患者にどのようにしてもらいたいのか、家族の意図を十分に聞いた上での話です。1人の人間として、自分の大切な母親が大事にされているということが家族（娘さん）に伝わることが大切です。医療者側の論理で行っていることを正当化しようとするだけならば、家族は到底受け入れないでしょう。家族は、事情は理解してくれますが、納得はしてくれないでしょう。

医療者の立場、患者・家族の立場を行ったり来たりする

　患者や家族との間で、同じ場で同じ事柄を体験しても、それぞれの解釈の違いから異なる経験として受け取られるのは当然のことです。そこで、私たちはできるだけ患者や家族の立場だったらどのように見えるのか、患者や家族には現象がどのように映るのかについて、意識的に問うことが必要ではないでしょうか。

　本書のねらいとも重なるのですが、患者の世界に入り込んで物事をみるの

Scene 7 母がどうして、ここで食事を？

です。宮坂は、「ケアリングを職業上の理念とする人は、自分のもつ〈正しさ〉の基準をいったん棚上げにして、自分が向き合っている被ケア者の側にあるものを見きわめようとしなければならない」(宮坂, 2020, p.76)と言います。決して難しいことではありません。自分の母親が島田さんだったらどうでしょうか。母親が病衣を着せられてステーションに座っているのです。心が痛くて、切ない気持になりませんか？ 自分を育ててくれた母への感謝や愛おしさ、年齢を重ねて90歳まで生きてきた母に、早く元通り元気になってもらいたいという思いが湧いてきませんか？

　私たちは、患者や家族の立場になり切ることはできません。でも、一瞬でもよいのです。自分が患者や家族だったら…と想像してみましょう。医療者という立場からはみえなかった解釈が浮かび上がってくるかもしれません。もちろん、勝手な想像で終わってはいけません。想像しつつ、必ず家族や患者に確かめ、対話してください。そのやり取りの中で、家族や患者の体験に近づくことができるでしょう。

文献
- 宮坂道夫(2020). 対話と承認のケア―ナラティヴが生み出す世界. 医学書院.

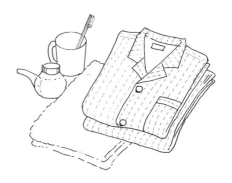

Column

"everyday ethics" に目を向けよう

　日頃の生活に深く入り込み、意識化されにくい倫理的課題（everyday ethics：日常倫理）が着目されるようになったのは、Kane＆Caplanによる『Everyday ethics：resolving dilemmas in nursing home life』がきっかけでした。本書はナーシングホーム入居者の日常生活を描き、高齢者の自律性を妨げる敵である３Rs——毎日の習慣や日課（routine）、規則・規制（regulation）、機会の制限・制約（restricted opportunity）を明らかにしました（Kane＆Caplan,1990, p.19）。入居者らは、起床や就寝時間、食事時間など毎日同じ手順で、同じことを繰り返す生活を求められます。好きな時間に着替えたり、入浴することはできません。このような生活により、入居者らは小さな希望を持つことすらできなくなります。

　日常的な倫理的課題（everyday ethical issues）は、「日々の生活に関する普通の課題（ordinary issues of dairy living）」です。これと対極にあるのが、急性期医療の現場などで生命を脅かす介入に焦点が当てられた、"extraordinary（ふつうではない）" 出来事にまつわるドラマチックな倫理的課題（dramatic ethical issues）です（Zizzo, et al., 2016）。

　日常倫理にまつわる問題は劇的ではないために目立つことはありませんが、気づかないうちに持続的に人々の尊厳を蝕み続けます。ありふれた毎日の看護実践にこそ、目を向けていくことが大切なのではないでしょうか。

文献

- Kane, R.A. & Caplan, A.L.(Eds.). (1990). Everyday ethics—resolving dilemmas in nursing home life. Springer.
- Zizzo, N., Bell, M., Racine, E.(2016). What is everyday ethics? A review and a proposal for an integrative concept. J Clin Ethics, 27(2), 117-128.

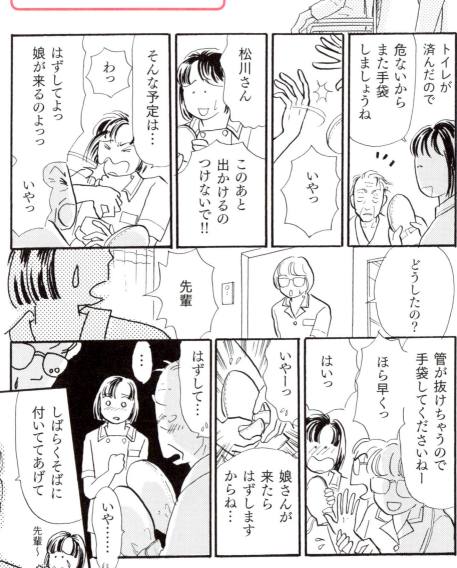

患者と看護師に、何が起きたの？

事例について考えてみましょう。

---

1 松川さんはミトンの装着を拒みました。そのとき、松川さんはどんな気持ちだったでしょうか？

2 新人看護師は、先輩看護師の対応に対して、どのように感じたでしょう？

3 あなたが新人看護師の立場なら、このあと、松川さんにどのように対応しますか？

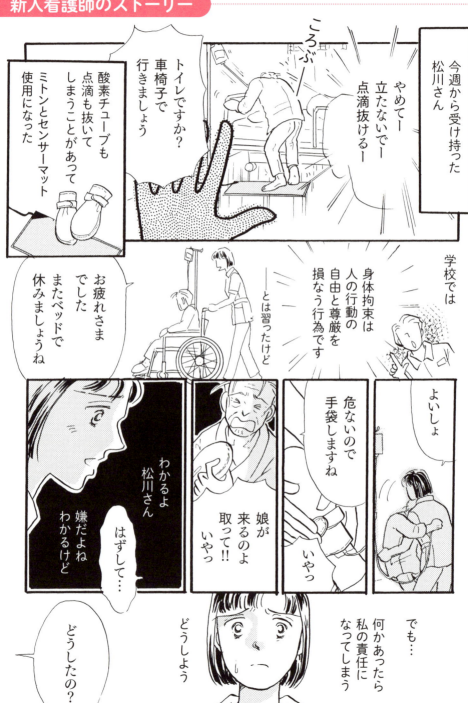

新人看護師の世界を考える

安全のためには仕方がない

　新人の谷口看護師は大学生のときの授業や実習で、身体拘束は人の行動の自由を奪い尊厳を損なう行為であると学びました。やむを得ず身体拘束を行わなければならない場合にも、その前にカンファレンスで身体拘束以外にできることはないのかを話し合うことが重要だと考えていました。

　しかし、就職してみると、一人で歩いて転倒しそうな高齢者に車椅子用のベルトをつけたり、点滴や経管栄養などのチューブを抜いてしまう患者にミトン型の手袋をつけたりする場面を目にしました。身体拘束はしてはいけないと学んできたのに、カンファレンスで身体拘束の是非について話し合いをしている場面を見たこともありませんでした。もやもやした気持ちはありましたが、これまで身体拘束器具をつけられている患者を担当する機会がなかったので、自分ごととして考えることはありませんでした。そしていつのまにか、ミトンや車椅子のベルトを装着させられている患者を見かけても、安全のためには仕方がないと思うようになっていました。

点滴ルートを抜かれたら自分のせい?

　そのような中、谷口看護師はミトンをつけられている患者を初めて受け持つことになりました。トイレ介助後に自分がベッドサイドを離れるときに、ミトンと離床センサーマットをセットすることに違和感はありませんでした。松川さんがこれまでミトンを嫌がったという話も聞いていませんでした。

　ところが、今日の松川さんはミトンをつけたくないと言い、説明をしても聞き入れる様子はなく、だんだん口調も強くなってきました。自分の判断でミトンをはずしたまま松川さんを一人にし、点滴の管が抜けてしまったら自分のせいになる、他の患者のケアにも回らなければならないし、どうしたらいいのか困りました。ちょうどそのとき、先輩看護師が病室に入ってきて、松川さんに手早くミトンをつけるのを手伝ってくれました。

　先輩看護師に促されて松川さんを押さえたとき、松川さんは渾身の力を振り絞って抵抗し、振りほどこうとしました。谷口看護師は、松川さんの悲しそうな目をみて、なんということをしてしまったんだろうという気持ちでいっぱいになりました。どうしたらいいのかわかりませんでした。

Scene 8 はずしてください！

先輩看護師のストーリー

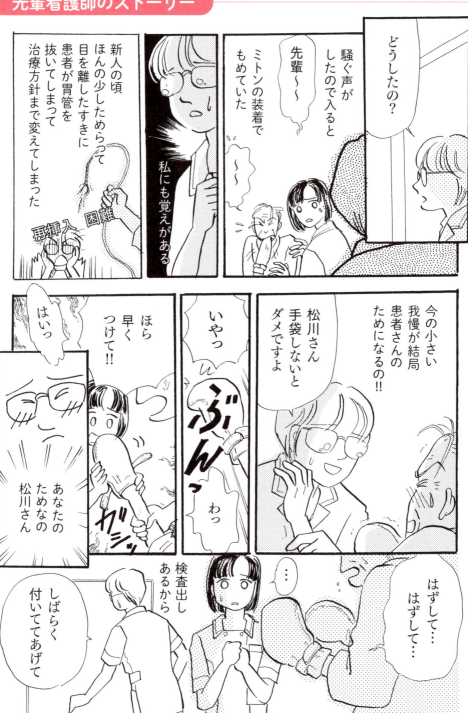

先輩看護師の世界を考える

新人看護師時代の苦い経験

　尾崎看護師は就職したときから同じ病棟に勤務し、3年が経過しました。勤務する病棟は内科病棟で、ADLの介助が必要な高齢患者が多く入院しています。認知能力が低下した高齢患者が点滴チューブを自分で抜いたり、トイレに行こうとして転倒したりなどのインシデントの頻度が高く、転倒のリスクの高い患者には、離床センサーマットやミトン、車椅子用のベルトなどが使用されています。

　尾崎看護師は新人看護師だった頃、ミトンを使用していた高齢患者に手浴を行いました。患者がとても気持ちよさそうだったので、片づけをする間のほんの少しならミトンをつけなくても大丈夫だろうと思い、病室を出ました。ところが尾崎看護師が病室に戻ったときには、患者の鼻から胃管が抜けていたのです。胃管を再挿入するのは困難で、治療方針を変えなければならなくなり、医師にも迷惑をかけました。インシデントレポートを書き、先輩看護師や師長との面談では「あなたの気持ちはわかるけど、胃管が抜けてしまったことで、患者さんの入院が長引き、ミトンをつけること以上に苦痛を与えることになる」と言われました。

現状を変えられない毎日

　尾崎看護師は、先輩や師長から言われたことにも一理あると思うようになりました。病棟の看護カンファレンスでは、身体拘束を減らそうという話題が時々出るのですが、患者の安全を考えると身体拘束は仕方がないという結論になることが多く、皆が目の前の業務に追われ、具体的な取り組みはできていません。現状を変えられず、目の前の業務に追われる日々です。

　尾崎看護師は、新人看護師の姿を見て、自分が新人だった頃の出来事を思い出しました。看護師は好き好んで患者の身体を拘束しているわけではありません。やってはいけないと思いながら、自ら手を下さざるを得ないのは苦しいことです。患者も大変ですが、叩かれてしまった新人看護師も、心身ともに傷ついていると思います。しかし、次々に仕事があり、新人看護師をフォローする時間も取れない状況です。

Scene 8 はずしてください！

患者のストーリー

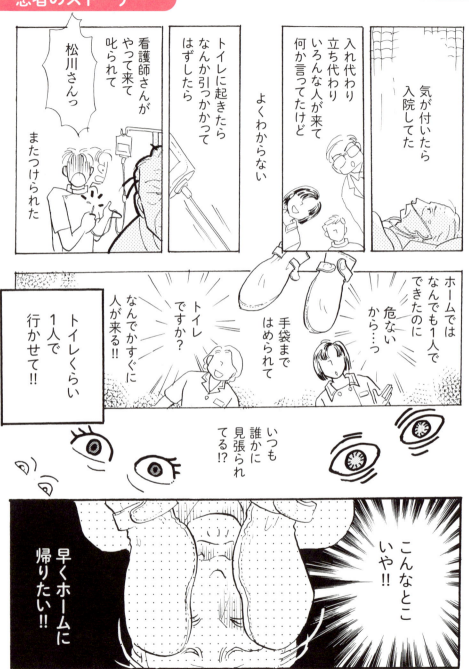

患者の世界を考える

自分のことくらい自分でできる

　松川さんは、5年前に夫を亡くしてから自宅で一人暮らしをしていました。1年前に家の中で転んで足を骨折したことをきっかけに、娘と相談して住宅型の有料老人ホームに入ることにしました。施設の職員や入居者にも気の合う友だちができました。杖を使って歩き、自分の身の回りのことは自分でできていました。娘が週2回程度来てくれます。

　何日か前から身体がだるく、風邪でも引いたのかなと思い、なるべく出歩かないようにしていたところ、食欲がなくなってきました。娘がちょうど来てくれたので、熱を測ったら38℃を超えていました。少し息苦しいような気もしましたが、それ以降のことはよく覚えていません。気が付いたら、病院に入院して、手や鼻からチューブがつけられていました。肺炎を起こしたらしいと聞きましたが、いろいろな人が入れ代わり立ち代わりやってきて説明をされても、よくわかりません。この前、トイレに行こうと思って起き上がって歩こうとしたら、何かが引っかかってしまい、おかしいなと思っていると、看護師さんがやってきて、一人で歩いたらダメだと叱られました。ホームでは自分で何でもしていたのに、病院ではどうしてダメだと言われるのか、わかりませんでした。

見張られている?

　あの夜以来、ベッドの足元にはゴムのマットが敷かれ、点滴するときには両手に大きな布製の手袋をはめるようにと言われました。大事な点滴のために手袋が必要だと言われましたが、よくわかりませんでした。手袋は窮屈で、自分ではずそうと思っても手首のところが固くてはずせませんでした。うとうと眠気があると、手袋をはめていることを忘れてしまい、ふと目が覚めてトイレに行こうとしたら手がうまく使えないので、困ってしまいます。

　さらに、ベッドに腰をかけて荷物の整理をしようとしたら、看護師さんがやってきて、「どうされましたか」と聞かれました。私は看護師さんを呼んだ覚えはないのに、立ち上がろうとすると必ず看護師さんが部屋にやってくるのです。どこかで自分のことが見張られているんじゃないかと不安になり、安心して部屋にいられない、早くホームに帰りたいと思いました。

Scene 8 はずしてください！

論点と対応

何が問題？ 論点を整理する

論点 1 「やむを得ない」と判断しているのは医療者

　松川さんの治療を確実に、安全に行うためには、身体拘束はやむを得ないという考え方は許容されるのでしょうか。そして、その根拠はどこに求めればよいのでしょうか。

　身体拘束を行う際には、3つの要件、すなわち「切迫性」「非代替性」「一時性」のすべてを満たすことが必要とされています（詳細は後述）。しかし、その3つが満たされれば、医療や介護の現場で、生命に及ぼす危険から守るために、その人の身体の自由を奪うことが許されるといってよいのでしょうか。ここで忘れてはならないことは、その判断をし、実行しているのは医療者だということです。身体拘束には医師の指示が必要ですが、看護師が身体拘束の開始や解除の判断に大きく関わっていることはいうまでもありません。

　身体拘束には、拘束器具によって身体を固定したり制限したりすることだけでなく、睡眠導入剤などを投与することによって行動制限をすること、そして「…しないで！」「ちょっと待って！」などの言葉によって、相手の行動を制限することも含まれます。

　身体拘束の本質は、他者の身体の自由を制限し、奪い、精神的にも他者をコントロールすることにあります。治療のためには縛っておくしかない、安全のためには自分勝手に動いてしまう人は閉じ込めるという発想は、医療者側の都合によるものです。患者の生命、身体を守るという大義名分の陰で、医療者側の都合のよいように判断しているという現実から目を背けてはなりません。

　日本においては、憲法によって人は生まれながらにしてかけがえのない個人として尊重され、平等に扱われ、自らの意思に従って自由に生きることを保障されています。正当な理由なく身体を拘束されることは禁止されています。にもかかわらず、医療において、その自由を医療者の判断で制限できる

ということは、非常に責任の重いことなのです。

　身体拘束に関する議論において大事なことは、自身の迷いや考えを、心のうちにあるものを見つめ、私たちの判断や行動を根本的に問うてみることから始めることだと思います。

 ## 論点2　安全・安心を追求することがケアにつながるのか

　もう1つの論点は、松川さんが肺炎の治療を受け、身体の危険を回避するという安全・安心な医療を受けることは、松川さんや家族の信頼を得ることにつながるという前提が、医療者の中にあるという点です。身体拘束をして確実に肺炎の治療を行うことは、確かに安全で、病気が悪化するかもしれないという不安を軽減し、安心をもたらします。しかし、松川さんは看護師に監視されているのかもしれないと疑心暗鬼になり、一人で動こうとすると叱られる、自分が言っていることを誰も聞いてくれない、自分は信じてもらえていないと感じています。

　「「安心」と「信頼」はときにぶつかりあうものである、…「安心」を優先すると、「信頼」が失われてしまう。逆に「安心」を犠牲にしてでも、相手を「信頼」することがある」と伊藤は述べ、認知症高齢者のグループホームを運営する介護福祉士、和田行男について紹介しています。和田は、入居するお年寄りが自分でできることは自分で行ってもらい、施設に鍵はかけず、外出も自由にし、認知症のお年寄りを信じようとしたそうです。危ないからと座らせ、行動を制止することによって、家族が一番望む「安全な生活」は担保できたとしても、「生き生きとした姿」を失うことにつながりかねないと考えてのことだといいます（伊藤、2020、pp.91-97）。

　そして伊藤は次のように指摘するのです。「安心が前提にする、社会的不確実性がゼロの状況とは、確実にコントロールできているということを意味し、こちらからするとリスクがない。「相手の行動によってこちらがひどい目にあう」ということがないわけですから自分と相手の関係も固定されることになる。それは、制御し、支配する関係です」（伊藤、2020、p.97）

　松川さんの安全だけを追求する医療を目指してしまうと、それは不確実性

を取り除いて、松川さんをコントロールすることになってしまいます。そこには、松川さんと医療者の間の信頼は生まれません。不確実な要素をできるだけ取り除いて安全を追求するだけでは、ケアにつながらないのではないでしょうか。

どんな対応が考えられる？

ガイドラインを使うことで思い込みをほぐす

　身体拘束をなくすために、厚生労働省をはじめ、各学会などがガイドラインを作成し、様々な取り組みがなされています。身体拘束をなくすためには、患者一人ひとりの背景をアセスメントし、対策を立てていくことが不可欠です。その細やかなアセスメントを通して、「身体拘束は仕方がない」という医療者の思い込みがほぐされていくことが根本的なねらいだと考えます。

　拘束が認められる3つの要件として、厚生労働省の手引きや日本看護倫理学会のガイドラインでは、「切迫性」「非代替性」「一時性」の3つの要件を満たすことが必要とされています（厚生労働省, 2024; p.20-21; 日本看護倫理学会, 2015, p.15）。切迫性とは、患者あるいは周囲の人の生命や身体が危険にさらされる状況であること、非代替性とは身体拘束を行う以外に患者の安全を守る方法がないことを指します。そして、一時性は、身体拘束があくまでも一時的なものであることをいいます。

　松川さんの場合にはどうでしょうか。松川さんが抗菌薬の点滴を抜いてしまうことで松川さんの命が危険にさらされるでしょうか。他の患者にも迷惑がかかるでしょうか。ミトンをつけること以外に、松川さんが安全に治療を受けられる方法はないでしょうか。松川さんのミトンはいつまでつける必要があるのでしょうか。一つひとつ見ていくと、ミトンをつけざるを得ないという凝り固まった考えがほぐされていきませんか。

　そして、様々な施設の取り組みを参考にすることによって、自分たちでは

考えつかないようなアイデアが湧いてくるかもしれません。大誠会認知症サポートチームによって作成されたマニュアルには、とても具体的に、写真入りで点滴・チューブなどの治療を行う工夫が示されています。例えば、点滴ルートが気になる患者の場合には、気をそらす・ルートが目に入らないようにする方法として、「触り心地のいいリボンや毛糸、鈴を天井からつるす」「カーテンの裏側に点滴台を置く」などが挙げられています。また点滴しているのを忘れてしまう場合には、視覚で記憶を補う方法として、「〈点滴中〉〈○○の治療中です〉などのメモや張り紙をする。固定するテープに書く」という工夫が提案されています（山口・田中, 2019）。

不確実性の中を乗り切るためにビジョンを共有する

　身体拘束ゼロに向けての取り組みを特集した報道番組（日本放送協会, 2019）や、書籍（小藤, 2018）などを通し、どうしたら身体拘束を減らすことができるのかが議論されています。その中で注目したいのは、看護師だけでなく、医師、理学療法士、歯科衛生士など、患者に関わるあらゆる職種が、職種を越えて連携している点です。ある病院では、患者の離床を進める際には病棟看護師だけではなく、歯科衛生士とリハビリスタッフも一緒に行うと紹介されています。ケアもチームで考えて決定し、できるだけ個人の責任にはしない、例えば点滴チューブ類を患者が抜いてしまったときにもスタッフ個人だけの責任と考えるのではなく、チームとしてケアが足りない、患者は何かをしたかったのではないかという振り返りを皆で行うそうです。

　そして、全職員が取り組みを進められるようにするためには、施設長などの責任者が身体拘束廃止に向けた方針を明確に打ち出すことによって現場をバックアップすることなど、組織的な取り組みが不可欠です。

　それはどうしてなのかを考えてみましょう。ミトンをはずしてほしいと懇願する松川さんを前にして、新人の谷口看護師には「自分の判断でミトンをはずし、また点滴チューブが抜けてしまったら自分の責任になってしまう」「先輩からどうしてそんなことをしたのだと責められるのが嫌だ」という気持ちがあったと思います。一方、谷口看護師を指導する立場にある尾崎看護

師も、松川さんに申し訳ないけれど、今この状況では安全を優先すべきであり、ミトンをはずすわけにはいかないという思いと、谷口看護師はもやもやした気持ちを抱えているだろうに、話す時間も取れずに次の業務に急ぐしかないことにも、どうすることもできない思いを抱えていました。

そんなときに、病棟あるいは施設全体で身体拘束をなくそうという目標を共有できていたら、そのあとの対応は違っていたのではないでしょうか。松川さんのミトンをはずしたら何が起こるかは、誰にもわかりません。その不確実な中で前に進もうとするには、組織全体でいかにビジョンを共有しているかという点が非常に大きいと思います。組織のリーダーにはビジョンをつくり、共有する力が求められます。組織全体が不確実な状況の中でどこに向かっていけばよいかということ示すことによって、現場のスタッフにも進むべき方向が見えるのです。

余談になりますが、2020年新型コロナ感染症によって多くの死亡者が発生し、先の見通しの立たなかった当時、ドイツのメルケル首相（当時）が国民に向けて、厳しい行動制限を訴えた演説が、ドイツ国民のみならず世界中の人々の心を動かしたことは有名です。誰も経験したことがない状況に立ち向かっていくために、国民一人ひとりが互いに協力し合い、一致団結しようという強いメッセージは、人々の間の信頼を取り戻しました。ビジョンをつくり、共有することの大切さについて考えさせられる出来事です。

文献

- 伊藤亜紗 (2020). 手の倫理. 講談社.
- 小藤幹恵編 (2018). 急性期病院で実現した身体抑制のない看護──金沢大学附属病院で続く挑戦. 日本看護協会出版会.
- 厚生労働省 (2024). 介護施設・事業所等で働く方々への身体拘束廃止・防止の手引き. https://www.mhlw.go.jp/content/12300000/001248430.pdf (2024年8月アクセス)
- 日本放送協会 (2019). クローズアップ現代　徹底討論! それでも必要? 一般病院の"身体拘束", 2019年10月放送. https://www.nhk.or.jp/gendai/articles/4342/ (2024年8月アクセス)
- 日本看護倫理学会　臨床倫理ガイドライン検討委員会 (2015). 身体拘束予防ガイドライン. https://www.jnea.net/wp-content/uploads/2022/09/guideline_shintai_2015.pdf (2024年8月アクセス)
- 山口晴保・田中志子監修, 大誠会認知症サポートチーム (2019). これならできる! 身体拘束ゼロの認知症医療・ケア──大誠会スタイルの理念と技術. 照林社

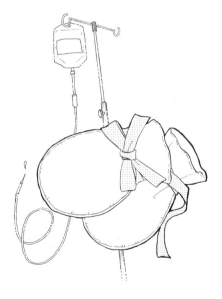

Chapter 3 ケアの質の保証と安全

Column

道徳的苦悩、道徳的負傷・傷つきという言葉を知っていますか?

　看護師の多くは、病気や怪我で苦しむ人の役に立ちたい、人々の健康に貢献したいという使命感をもって医療の道を選んでいます。しかし、看護師になってみると、自分が大切にしたいと思う看護を行動に移せることばかりではありません。

　例えば、身体拘束が代表的な例です。身体拘束は、人の身体的自由を奪い、尊厳を脅かす行為であると理解し、実施すべきではないと考えていても、限られた看護師数では、転倒やチューブ類抜去のリスクの高い術後の認知症の高齢患者をずっと見守ることは困難です。すると、チームの方針として、高齢患者にミトンや離床センサー等を装着せざるを得ないという判断がなされる場合があります。看護師の中にはこのような対応について、自身の価値観との食い違いに困惑し、患者に対して罪悪感を抱き、苦しみを感じる人もいます。このような看護師の苦しみ、つらさは、道徳的苦悩(moral distress)と呼ばれ、看護師個人の要因によって引き起こされるというよりは、勤務体制や所属施設の方針などの組織的な制約によってもたらされます。

　2020年から始まった新型コロナ感染症パンデミックの際には、医療機器や個人防護具の不足、病床数や医療スタッフの不足などが生じ、医療従事者は人々の命、尊厳を守ることができない事態に直面しました。医療において前提とされてきた価値観が覆されるような事態の中で、看護師としての価値観を守ることと、目の前の出来事に対応するために受け入れざるを得ない価値観との矛盾が、看護師としてのアイデンティティを脅かしました。このような看護師としての自身の存在をおびやか

されるような体験は、道徳的負傷、道徳的傷つき（moral injury）と呼ばれ、道徳的苦悩を超えて、看護師としての統合性が引き裂かれ、抑うつや不安、不眠など心身の後遺症の発生にもつながるものといわれています。

　これまでは、看護師の心身の不調の要因や対策は、バーンアウトという側面から看護師個人の背景との関連からアプローチされてきました。しかし、それだけでなく、看護師の倫理的な価値観と社会や組織的な制約との矛盾に対して生じる道徳的苦悩、道徳的負傷・傷つきという、社会や組織的な要因も含めた構造的な観点から議論することが必要です（鷹田, 2021, pp.131-144）。

文献

- 鷹田佳典（2021）．誰が医療者を癒すのか──コロナ禍で浮き彫りになった医療者のsufferingに着目して．現代思想，49（2）．

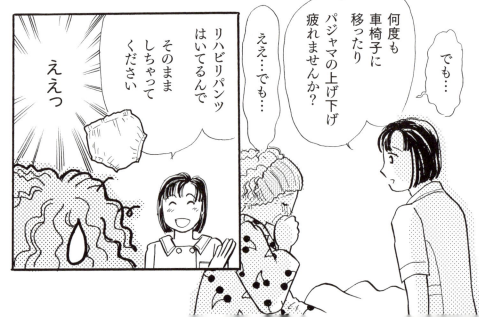

患者と看護師に、何が起きたの？

事例について考えてみましょう。

1	看護師は永田さんの様子から、永田さんが何に困ってトイレのことを口にしたと推察したのでしょうか？
2	永田さんは、本当は看護師に何を伝え、どうしたかったと思いますか？
3	看護師は、どういう意味で「リハビリパンツをはいているので、そのまましちゃってください」と永田さんに声をかけたのだと思いますか？
4	永田さんが戸惑ったのはどうしてでしょう？
5	あなたが看護師だったら、戸惑う永田さんにどのような言葉をかけますか？

Scene 9 そのまましちゃって大丈夫!?

看護師のストーリー

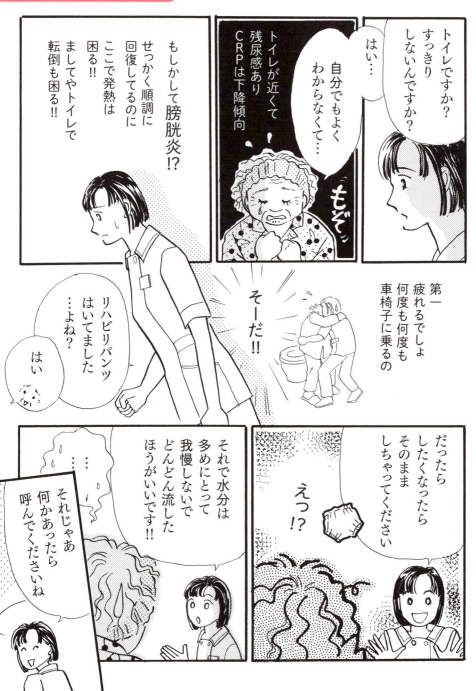

看護師の世界を考える

身体機能の小さな変化が全身の回復を遅らせる

　永田さんの第一声を聞いた途端、看護師の頭の中で、気になっていたいくつかの兆候がひとまとまりになりました。前日からの頻回な尿意と残尿感、下腹部のはっきりしない不快感、試しに測定してみた1回尿は50mL、「膀胱炎」かもしれないということから、看護師は「主治医に相談して尿検査をする。尿の性状、1回ごとの尿量や腹痛などの随伴症状を観察する。水分を多く摂取してもらうように話す」というプランが頭の中でまとまりました。

　永田さんに視線を向けると、永田さんは遠慮がちに「行きたいような、行きたくないような…」とぼそぼそと話しました。電子カルテの検査欄を確認すると、腎機能を表す血液検査結果に問題はありません。尿検査も異常なし、肺炎のために高かったCRP値も下降していました。順調に回復してきたのに、また膀胱炎で発熱したら入院が長引きます。高齢者の場合、身体機能の小さな変化が、カオス現象のように大きな病状変化につながりやすいのです。

おむつへの排泄＝患者の安楽

　永田さんは、ベッド上での身の回りのことはおおかた自分でできましたが、手術した足側が内転しないように注意する必要がありました。トイレに行くときは看護師が見守りながら車椅子に移動し、手すりを使いながら便座に移るのを介助していました。上半身の筋力も弱いので、トイレ時にはふらつき、パジャマのズボンの上げ下ろしも片手で、手すりにつかまりながら必死に行っているように見えました。トイレへの行き来にはけっこうな時間を要し、便座に座るまで排尿が待てず、下着やパジャマが汚れてしまったこともありました。この状況で、頻回なトイレ移動、下着の上げ下ろしは永田さんの疲労を増し、ふらついて転倒するリスクも高まります。

　急な尿意に慌てないために、パンツタイプの紙おむつ（リハビリパンツ）の使用を提案したところ、永田さんはすんなり受け入れ、むしろ気持ちに余裕が生まれ、慌てずにトイレに移動できるようになったようでした。このような経過を見てきた看護師は、安全と安楽を考え、もしもトイレまで間に合わないときには紙おむつに排尿しても問題ないことを伝え、水分をどんどん摂取し膀胱炎症状を改善することが大切だと永田さんに伝えました。

Scene 9 そのまましちゃって大丈夫!?

患者のストーリー

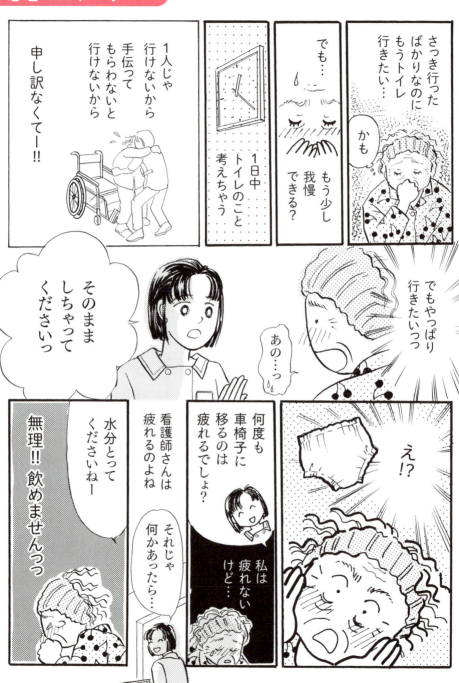

患者の世界を考える

トイレに翻弄され、落ち着かない毎日

　永田さんは、トイレまで行くのも一苦労なのに、便座に座っても尿はちょろちょろと出るだけで、すっきりしません。それなのに、ベッドに戻った途端に、またしたいような気になるのです。お漏らしをしたらどうしようという不安もあり、もう1度トイレに行っておいたほうがよい気がするのでした。

　看護師に話したところ、「車椅子に何度も移ったり、パジャマや下着を上げ下ろしするのは疲れますよね」と言われショックでした。看護師さんたちの手を煩わせてはいけないんだと思いました。

　そのあと、いきなり「そのまましちゃってください」という言葉だけが耳に飛び込んできました。とっさに何のことなのかわかりませんでしたが、どうやらトイレに行かなくても、おむつの中にすれば大丈夫だというのです。しかも、お水を多めに飲んで、お小水を我慢しないで出すようにというのです。お水なんか飲んだらもっとトイレに行きたくなってしまいます。永田さんは、1日中トイレのことばかり考えて、他のことが手につかないのに、どうしたらいいのかわからなくなりました。

贅沢は言えない

　永田さんは、自宅で尻もちをついたとき、まさか太ももの骨が折れているなんて思ってもいませんでした。入院中は近くに住む娘が自宅の様子を見に行ってくれているのですが、10日も家を空けたことはありませんでした。早く退院して近所の仲間と俳句の会に出かけたい、とにかく元気になって家に帰りたいと、手術後も頑張ってリハビリを行い、自分のことは自分でするように心がけてきました。しかし、トイレまで行くのは、1人では無理でした。できるだけ看護師さんたちの手を煩わせないようにしてきたつもりでしたし、あと少しで、ほとんど自分でできるというところまで回復していました。

　骨折して寝たきりになった当初は、人様からシモの世話まで受けるようになったことに、たいそう落ち込みました。身の回りのお世話を嫌な顔しないでやってくれている看護師さんたちに、これ以上贅沢を言ったらバチがあたる、何回かに1回くらいトイレに行かなくてもおむつで我慢すればいいかとも思いました。

論点と対応

何が問題？ 論点を整理する

患者の体験する苦痛・安楽は固有の体験

　この場面では、永田さんの排尿に関わる体験と、永田さんの排尿に関する看護師の捉え方が、かみ合わないまま進んでいます。1つめの論点として、何を「安楽」と考えるかという、ありふれているようで実はつかみどころのない現象が、この場面の根底にあると考えられます。

　永田さんが看護師に、遠慮がちに「行きたいような、行きたくないような…」と話し出したとき、看護師は即座に「残尿感」という現象に還元して解釈しました。ところが、永田さんはトイレに行く、行かないという尿意を伝えることだけでなく、それに伴う不快な感覚や感情を伴った体験として伝えようとしています。永田さんは、再び排泄物で寝衣を汚すような失敗をしたらどうしようという不安、1日中トイレのことが気になり、安心してリハビリに取り組んだり、療養する気持ちになれないことも心配だったと考えられます。

◉―――一般化されてしまった固有の体験

　一方、看護師の思考は、膀胱炎を疑わせる小さな火種が、永田さんの手術後の回復や安楽を妨げるのではないかという点に向いています。看護師は、永田さんの不快感を伴う体験を、残尿感という用語に翻訳し、膀胱炎の症状の1つとして組み込み解釈しています。その過程では、永田さん自身が体験している不快感や求めている安楽については、そぎ落とされてしまっているのです。客観的な指標や枠組みに翻訳されてしまったために、永田さんに固有の不快な体験は「残尿感」という誰にも共通の一般的名称が与えられ、永田さんの不快感はそれ以上追求されず、個別、固有の安心感や安楽にまでアプローチされずに終わってしまっていると考えられます。

　以前に、永田さんがトイレでの排尿に間に合わなかったとき、看護師からパンツタイプの紙おむつを提案され、永田さんがそのことを肯定的に受け止

め、慌てずにトイレに行かなくてもよくなり気持ちにゆとりでき、安楽に過ごすことができたという経緯がありました。これは、永田さんの体験が「尿失禁」という一般的な医学用語に翻訳されることなく、尿失禁という出来事が患者の安寧をどのように脅かしているのか、その苦痛を緩和し、患者が求める安楽を模索することができた結果だったのではないでしょうか。

⊙───安楽は個別性の中にある

「患者の不快感の原因や安楽を高めるものを見いだすには、問題の明確化や臨床判断、熟練したノウハウが必要」(Benner, et al./井上, 2011/2012, p.359)といわれています。一律に紙おむつを使用することが患者の尊厳を損なうことなのではなく、個別の状況の中で、看護師が実際に相手の反応や状況の意味をくみ取り、いつどのようなタイミングで言葉をかけるのか、姿勢やまなざし、声のトーンなど全体の文脈の中で、紙おむつを使用するということの意味が浮かび上がってくるのです。それらは個別、固有の患者と看護師の関係の中で経験的に学ばれていくため、手順やマニュアルに定められることではありません。

まずは、患者の個別、固有の状況における体験を、共通の用語に置き換えずにそこに留め、その意味を問い直すことが、安楽へのアプローチの第一歩になるのではないでしょうか。

⊙───安楽は贅沢なこと？

看護のテキスト、とりわけ看護技術のテキストの中で、安全と安楽を保つことは、決まり文句のように記述されています。しかし、安楽とはいったい何なのでしょうか。「苦痛がないこと＝安楽」なのでしょうか。そうとは言い切れません。痛みや不快感が伴っていないこと＝安楽、と考えられがちですが、安楽な状態を心地よさや安心感、リラックス感など、より積極的な意味合いをもったものとして捉え、追求していく必要があります。

永田さんは入院生活の中で、今以上に自分のニーズを求めること、心地よさを求めることは贅沢なことなのかと自問していました。安楽は決して贅沢なこと、プラスαのオマケではありません。「安楽や安心感（恐怖や苦痛、不

安の反対）は相手に立て直しの猶予をもたらすことから、体を回復、治癒、成長させるうえで、安楽は治癒への働きかけの核となる」（Benner, et al./井上, 2011/2012, p.360）のです。

　安楽は流動的な概念で、人それぞれ、何を安楽と考えるかは異なりますし、同じ人であっても状況によって変化します。痛みが少ないことが安楽だと思える場合もあれば、マッサージを受けて全身の筋肉が弛緩し夢見心地の状況を安楽と捉えることもあります。失われたときに初めてその重要性を感じる側面が強いものかもしれません。ですから、抽象的、仮定的に安楽を論じたりするよりも、具体的な場面や状況、個別の出来事や体験の中で追求することが大切です。

　そのためには、まず看護師自身が、今日の医療現場では、積極的に求めなければ安楽を保つことができない環境に患者が置かれていることを認識することから始まります。そして、どうすることがその患者にとって安楽なのかを、患者とともに意図的に探すのです。

　看護技術のテキストを見渡すと、判で押したように「安全」とともに「安楽」が原則として謳われています。この場合には、痛みや苦痛がないという下限についての意味合いが強く表れています。患者自身が安楽は贅沢なことと捉えている認識を変えていくには、看護師自身も、安楽がいかに人をエンパワーするかを経験的に学んでいけるとよいのではないでしょうか。

論点 2 「ふつう」の感覚を忘れていないか

　2つめの論点として考えたいのは、看護師と患者との間の感覚の違いです。永田さんが感覚的に受け入れられなかったのは、紙おむつの中で排尿するということです。想像してみてください。あなたはリビングや寝室で、紙おむつに排泄できますか？　いくら漏れないからと言われても、すんなり排泄できるものではありません。トイレというプライバシーの守られた空間で、下着を下ろし、便座に座る…という一連の排泄行為の中で、その一部だけを都合よく切り分けてできるものでしょうか。

　やむを得ずベッド上で便器や尿器に排泄しなければならなくなった人の戸

惑いは大きく、恥ずかしさや情けなさといった心情の中で、排泄という身体に根付いた一連の行為を再編成していかねばならないのです。医療の現場に長く身を置けば置くほど、日常社会の中で人々がもっている「ふつう」の感覚とは大きくかけ離れてしまっていることが多々あることに気付かされます。人々は、排泄に関わる話題自体を話題にすることに抵抗感を抱くのが「ふつう」です。

　私たちは、医療現場で慣れてしまっている感覚を今一度捉え直すことによって、患者や家族との間で生じる価値観の違いに気付くことができるのではないでしょうか。どこの世界にも、独自の価値観や組織特性があり、その中にどっぷりつかっていると、外の世界の人々にとっては異様なことも、当たり前に感じてしまうのです。とりわけ医療の現場は、痛みや悲しみ、汚物や裸など、家庭生活の中では隠したり非日常だったりする事柄に日々取り囲まれて、それらに対して当たり前に対処することが求められます。しかし、そのことは、日常性の感覚を忘れさせてしまうということなのです。

　便器や尿器にカバーを付けないまま持ち歩いていませんか？ 便の回数を大きな声で患者に確認していませんか？「ふつう」の感覚を忘れた看護実践は、患者から日常性を奪い、容易に人間性を傷つけることになります。

どんな対応が考えられる？

 患者の求める安楽を、患者とともにイメージする

　前述したBennerの安楽についての記述を参考に考えてみると、まずは永田さんには安楽が必要だという認識を看護師が確認すること、そして永田さんの語りを残尿感という膀胱炎の症状としてだけでなく、どのような不快感として感じられているのか、どうなりたいと思っているのか、どのような状態になれば安心してもらえるのかについて、対話を通して捉えることが求められます。一方向的な捉え方や、看護師の推測だけで患者の安楽をつかみと

ることはできないでしょう。

　永田さんにとって、下腹部の不快感は人生で初めての体験だったかもしれません。看護師から問いかけられることによって、患者自身も自分の体験について、初めて形や意味が与えられ、明確化されることもあるかもしれません。看護師と患者が一緒に安楽を追求していくプロセス自体が、安楽のケアそのものとも考えられます。

身体への直接ケア、行為を通して安楽を提供する

　看護師が永田さんの体験している不快感に対して、「残尿感」という医学的症状の名前を与え、膀胱炎のアセスメントを行いましたが、その時点で永田さんの身体には何の安楽ももたらされてはいません。

　看護師が患者の不快感を認識することはケアの始まりとして大変重要ですが、それだけでは単なる評論家です。看護は実践です。看護師の行為を通して患者に働きかけてこそ看護なのです。

　Bennerは、安楽の方法として次のことを挙げています（Benner, et al./井上, 2011/2012, p.365）。

- 安楽の源としての身体的ケア
- 邪魔にならないようにしながら適度な刺激や気晴らし、休息を提供すること
- 先端医療の環境をやわらげること
- 人間関係やつながりによって安楽にすること
- でしゃばらずに応じること
- 鎮痛・鎮静薬の使用や緩和ケアの手段について倫理的な側面を考慮すること
- 痛みを伴う処置の影響を抑えることとリラクセーション技法や視覚化、気晴らし、楽しみを活用すること
- 日々の日課や習慣が安楽をもたらすこと

上記は、クリティカルケアの看護実践について述べられたものですが、看護全般においてもいえることです。永田さんの不快感のある下腹部をマッサージしたり、温罨法を行うという身体に直接的に働きかけるケア、シャワー浴など看護師が日常的に行う身体的ケアを軽視してはなりません。身体に働きかけるケアの威力を看護師自身が認識し、意味を付与することによって、安楽が生み出されるのです。

　そして、「心地よくしたり元気にしたり、保護したりするようなケアをするには、関わりの技能が研ぎ澄まされているかどうかにかかっている」(Benner, et al./井上, 2011/2012, p.403)、「他者に対する倫理的な態度は物理的な距離ややさしさ、身振り、粗々しい態度、注意深さ、慎重さ、不注意といった態度のなかに現れる」(Benner, et al./井上, 2011/2012, p.405)のです。私たち看護師の身体、存在のありようそのものを通して、患者の安楽が成し遂げられるのだと思います。

文献

• Benner, P., Hooper Kyriakidis, P. & Stannard, D.(2011)/井上智子監訳(2012). ベナー 看護ケアの臨床知──行動しつつ考えること(第2版). 医学書院.

患者の苦痛に向き合う

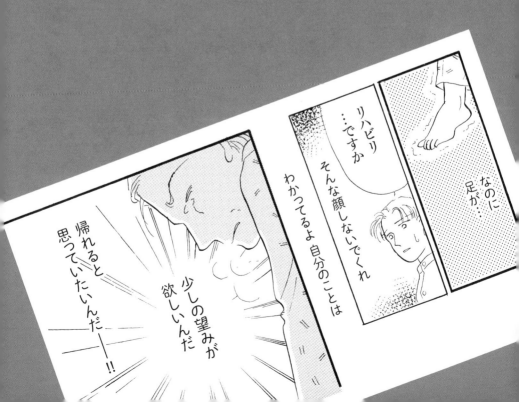

Scene 10 ナースコールは押せません

林さん、40歳
血液疾患のため抗がん剤治療中

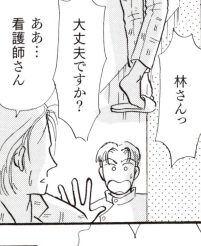

林さんっ

大丈夫ですか？

ああ…看護師さん

すみません…トイレに行こうとしたんですが息が切れて…

でも…ほんの数歩のことだからわざわざトイレくらいで

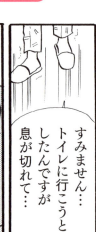

今は貧血状態が強いのでベッドから離れるときは無理せずナースコールで呼んでください

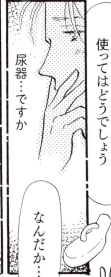

でしたら尿器を使ってはどうでしょう

尿器…ですか

なんだか…

ずっと寝てるとね

もう…

動けなくなるような気がするんです

患者と看護師に、何が起きたの？

事例について考えてみましょう。

1 林さんは、どのような思いでトイレまで歩こうとしたのでしょうか？

2 看護師は林さんに対し、動くときにはナースコールで呼ぶようにと説明したり、尿器を設置してはどうかと提案していますが、看護師はどのようなことを大切にしてケアをしていると思いますか？

3 「なんだかずっと寝ていると、もう動けなくなるような気がするんです」とつぶやいた林さんは、どのような気持ちだったのでしょう？

4 最後に林さんに返す言葉も失った看護師は、そのときどのような気持ちだったのでしょう？

5 あなたが看護師だったら、何を感じ、どのような言葉を林さんにかけましたか？

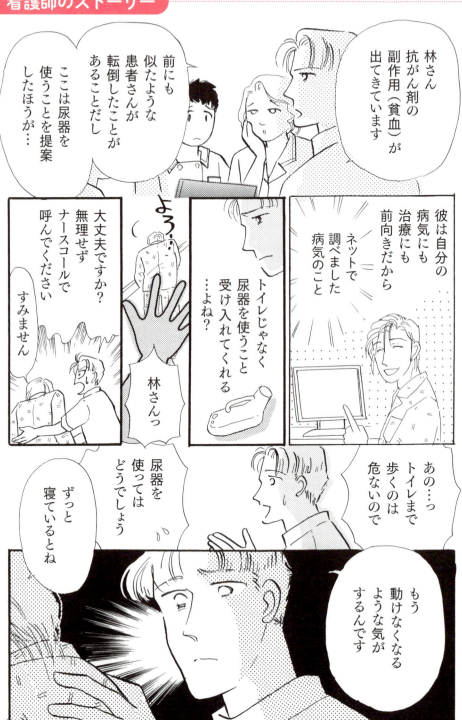

看護師の世界を考える

患者の自律を尊重しながら安全確保をする

　林さんは壮年期の男性で、日常生活行動は自立しています。病気や治療の経過についても自分で調べ、知りたい情報は医師や看護師に積極的に質問してくる方でした。

　看護師は林さんに対して、「前向きに入院生活を送り、自己決定する人」というイメージをもっていました。林さんには、初めての抗がん剤治療が行われています。徐々に骨髄機能が抑制されてきているので、今後重篤な感染症や、貧血・出血などを起こすことがないよう、安全な療養環境を整え、大切な時期を乗り切ってもらいたいと考えています。

　また、看護師は、林さんはつらいことなど、感情や思いを自分から話すことが少ない印象をもっています。林さんが今後、体調が悪化しても、とことんまで周囲に頼らないだろうと予測していました。

　おりしも病棟では数日前に、同じような自立した若い患者さんが高熱のためにふらついて廊下で転倒し、スタッフ間では予防的に対応しようと話し合ったばかりでした。そこでスタッフとの話し合いも踏まえ、今は林さんの安全確保、生命を守ることが大事な時期であると考え、林さんには、副作用の状況や安全確保の重要性を論理的に説明すれば、尿器の使用を了解してくれるだろうと考えていました。

返す言葉を失う

　看護師が尿器のことをどのように切り出そうかと考えていたところ、目の前に飛び込んできたのが、よろけながら必死にトイレまで歩こうとする林さんの姿でした。看護師にとっては、まさにグットタイミングで、頭の中で用意していた尿器設置の説明を口にしました。今なら、林さんが尿器の使用を受け入れてくれるのではないかという思いが看護師にはあったのでしょう。

　ところが、林さんから思いがけない言葉を聞いたのです。「もう動けなくなるような気がするんです…」。今まで弱音を吐くことのなかった林さんが、目の前で小さくなっているように感じられ、看護師は返す言葉を失いました。必死で病いと闘っている、そしてとても不安になっている林さんに何と声をかければよいのか、どんな言葉も今は届かないような気がしました。

Scene 10 ナースコールは押せません

患者のストーリー

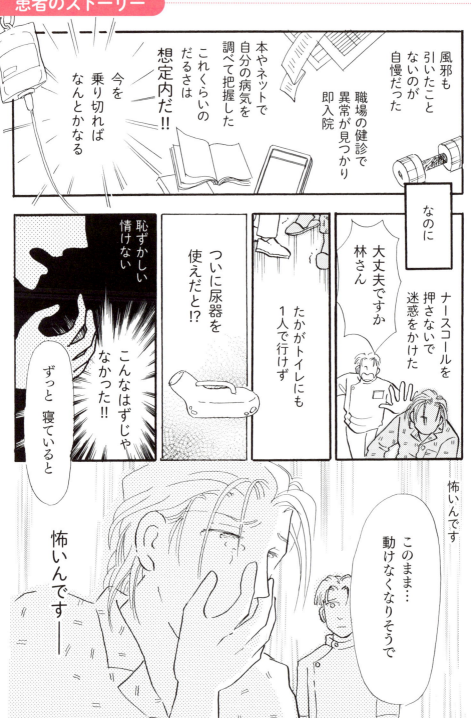

患者の世界を考える

そこまで重病じゃない…

　林さんは、2か月前までは風邪も引いたことがないくらい頑丈な身体が自慢でした。ところが1か月前から風邪症状が治らず、職場の健診で血液データの異常が発見されました。

　外来受診と同時に入院となり、抗がん剤治療が開始されました。仕事のことが気になっていましたが、上司や周囲の理解があり、しばらくは治療に専念することになりました。林さんは一人暮らしで、身の回りのことや仕事上のことなど、なんでも自立してやってきました。入院後は、輸血などを受けたせいかむしろ体調がよいくらいでした。病名から連想することと自分の身体の中で起こっていることが一致しないような、他人事のような感覚がずっと続いていました。

　ところが、抗がん剤治療が始まってから10日ほど経過すると、徐々に身体がだるくなり発熱しました。もちろん、治療による副作用については医療者から説明を受けており、想定内のことです。今の時期を乗り切れればなんとかなるのではないかと考えていました。看護師が前もって転倒や感染などに対する注意事項を話してくれたのですが、林さん自身は少しだるいだけで、「看護師さんの言うことはわかるけど…そこまで重病じゃない」という感覚がありました。

このまま動けなくなってしまったら…

　林さんは、副作用の出現時期や治療のスケジュールは理解しているので、あと数週間後にはきっと元気になっているだろうと頭の中で何度もシミュレーションしました。しかし一方で、思っていたよりも体力が落ちていると実感することもあり、もし予定通りにならなかったらどうしようと、10日後の自分を想像できませんでした。

　さらに林さんは、このまま動けなくなってしまったらどうなるんだろうという危機感も感じていました。もし、今、看護師の助言に従って人に頼るような生活をし始めたら、体力がどんどん落ち、元の自分、元気な自分に戻れなくなるのではないか、なんとか現状のまま踏みとどまらなければどんどん悪い方向に進んでいくのではないか、という怖さがこみ上げてきました。

Scene 10 ナースコールは押せません

論点と対応

何が問題？ 論点を整理する

論点1 安全という正義を振りかざしていないか

　看護師が大事にする価値観「患者の自律」「安全」は、看護師のこれまでの実践経験や知識を土台に、目の前にいる林さんにとって何が大事なのかを考えた上のものです。意思決定能力が十分にある林さんですが、高熱でふらつきが強い場合には、転倒するリスクも高くなります。転倒によって病状が悪化するようなことがあれば、いくら林さんの思いを大切にしたところで生命を脅かす危害が及びます。そのリスクの高さと、林さんの思いを天秤にかけたときに、看護師は「夜だけ尿器を設置する」という期限付きの提案をし、なんとか林さんに納得してもらえるようにしたいと考えました。

　特に、林さんは知的欲求も高く理解力もよい論理的な人だと看護師は受け止めていたので、安全な療養生活を送るために尿器を設置することで、危険回避につながることを論理的に説明しようとしました。林さんとしても、治療が順調に進み回復することを望んでいることは間違いありません。

　きちんと説明すること、それ自体は間違ったアプローチではありません。看護師には、患者の状態をアセスメント、判断し、望ましいと考える看護を患者に説明、実施する責任があります。看護師は、林さんの安全を守ることが優先されると判断し、林さんに説明したのです。

　ところが、林さんの耳には看護師の説明がまったく届きませんでした。看護師の言葉は、林さんの身体によって遮られました。このまま看護師が林さんを説得していたとしたら、それは看護師が考える正しいこと、正義を一方的に林さんに押し付けることになったでしょう。

　医療においては、提供される技術やケアが安全であることが大前提だということを疑う人はいないでしょう。しかし、いつしか、安全という正義を振りかざし、患者の声を聴けなくなっていることに疑いすらもたなくなることがあるのです。岸本は「正しい理解を促すことは、時として倫理的な暴力と

なることもある」と述べています。「患者の個々の価値観や考え方、状況を無視して一方的に正しいものとして押しつけられるなら」、「普遍的なものには暴力を行使しうる条件が潜在して」いるといいます（岸本, 2015, p.14）。

論点 2 論理 vs. 身体

　これまでの安定した病状の林さんだったら、看護師の言葉は届いたかもしれません。しかし、この場面の林さんの身体は、看護師の論理を受け付けない圧倒的な苦痛をもった実体として存在しました。林さんが論理で収めようとしても収め切れない不安感、危機感は、まぎれもなく林さんの身体から発せられています。看護師が林さんに返す言葉を失っていますが、それはまさに、苦痛に満ちた身体をもつ存在としての林さんの苦痛があふれ出た場面だったと考えられます。

　この事例の看護師と患者の価値観の違いの現れの根底には、次の2つがあると考えられます。1つは、「論理」「知識」をベースに、患者の自律を考えながらも安全を第一にしたいと考える看護師です。もう一方は、自分はいったいこれからどうなるんだろうという得体の知れない不安感が身体からわき起こってくる中、それを払拭するには、とにかく今まで通りに動けている「身体」を頼りに必死で抵抗し、押し戻そうとする患者がいるのです。

　脊髄腫瘍のために障害をもった人類学者であるMurphyは、著書『ボディ・サイレント―病いと障害の人類学』の中で次のように述べています。

　「…からだの衰えに対する私の抵抗が、身障から来る無能力化そのものの否定という形をとって先鋭化した。自分のからだの限界を一歩でも越え出てやろうとすることで、私は学界に対してこういおうとしていたのだ。私はまだ生きている。そして前と同じことをしている、と。そして職場やコミュニティでの熱にうかされたような活動のすべては世界に向けての叫びに他ならなかった。"ほら、このからだの中にあるのは昔と同じこの俺だ！"すべては自分のアイデンティティを守るためだ」（Murphy/辻, 1987/1992, p.110）。

　林さんが、今まで通りに動くことにこだわり、体力の限界にあってもトイレまで歩こうとしたのは、変わっていく身体を持ちこたえながら、アイデン

Scene 10 ナースコールは押せません

ティティを守るためだったのではないでしょうか。

どんな対応が考えられる？

「身体」の言葉を受け止める

　看護師は、今まで決して弱音を吐くことのなかった林さんが、「もう動けなくなるような気がする…」と言うのを前にして、返す言葉を失ってしまいました。この場面は、林さんの身体が発する言葉を、看護師も身体で受け取った瞬間だったと考えられます。

　看護師はそれまでの林さんとのやりとりを通して、困ったことやつらいことなど、感情や思いを自分からは話してこないことが多いと感じていました。おそらく、不安なことがあっても、それらを周囲には見せないように、自分なりに整理して対処していくことが林さんの困難な問題への対処スタイルだったのかもしれません。しかし、対処が難しい局面になって、思わず林さんの身体から言葉があふれ出たのでしょう。

　宮坂は、「倫理というものを、弱い存在を前にした人間が、自らの振る舞いについて考えるもの」(宮坂, 2023, p.81)と捉えると、「医療従事者が、患者という弱い存在を前にして、自らの振る舞いを考えるものだということになる」(宮坂, 2023, p.81)といいます。林さん自身が、病気によって弱い存在となった自分を目の当たりにし、自分はどうしたらよいのか、自分の振る舞いに戸惑っているのかもしれません。

　看護師は林さんになんと言葉をかけてよいのかわからなかったのでしょうが、もし今から林さんにかけるとすれば、どんな言葉をかけるでしょうか。「…そんなふうに思っていたんですか」「だったら、なんとしても寝たきりにならないように動かなきゃって思う林さんの気持ち、わかります…」「つらくても歩かないと、って思っていらっしゃるんですね」、患者が身体から発した言葉を、看護師も身体で受け止めたまま返しましょう。そこから林さんとの対話、ケアが始まるのではないでしょうか。

看護師の思いを道具や行為とともに伝える

　看護師は、言葉による対話に加え、身体、行為を伴う関わりをもつことができます。看護師は、意識せずとも、すっと手が伸び、患者さんの背中をさすっていることがあります。この場面でも、もし看護師が「つらくても歩かないと、って思っていらっしゃるんですね」と言葉を返しながら、看護師の腕が自然に林さんの背中に回っていたら、林さんをいつでも支えられるような距離感に立つという看護師の関わりにつながったかもしれません。

　どのような方法、道具を使っても、看護師の行為に込められた思いが患者に伝わっていけば、患者の思いもまた尊重されるのではないでしょうか。看護師が、尿器の設置に込めた思い、それは本来、どういうことだったのでしょうか。自律した存在として患者が自分を保ち続けられるように援助するということは、患者自身が身の回りのことや様々な意思決定について、誰にも依存しないで1人で行うようにすることではありません。その人が、周囲の誰かに身をゆだね、手を借りても自己コントロール感を失わないことが重要なのではないでしょうか。

　患者の自律を大切にしたいという看護師の思いは、尿器の設置に十分に込められていたでしょうか。安全という正義を振りかざして、患者を説得しようとしていなかったでしょうか。尿器を設置することが正しいのか、正しくないのかという表面的な議論は意味がありません。尿器の設置が、病気によって「弱さ」に直面せざるを得ない人の尊厳を守るための手段になりうるのかを考えることが重要です。

文献
- 岸本寛史（2015）．緩和ケアという物語―正しい説明という暴力．創元社．
- 宮坂道夫（2023）．弱さの倫理学―不完全な存在である私たちについて．医学書院．
- Murphy, R.F.（1987）/辻信一訳（1992）．ボディ・サイレント―病いと障害の人類学．新宿書房．

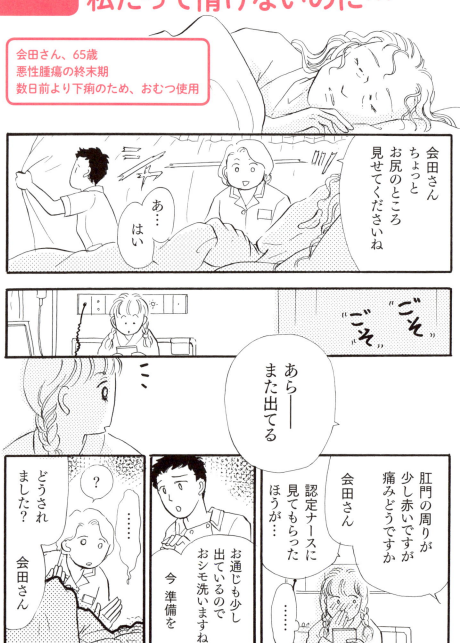

患者と看護師に、
何が起きたの？

事例について考えてみましょう。

1 看護師は会田さんの便の様子から、どのような観察や関わりが必要だと考えたと思いますか？

2 会田さんは、看護師に肛門部を観察されているとき、どんな思いだったのでしょう？

3 看護師の会田さんへの関わりの中で、気になることはありますか？

4 会田さんはどのようなことがきっかけとなって、言葉につまったのだと思いますか？

5 あなたがこの看護師だったら、会田さんが言葉を失っている様子に気付いたとき、どのような対応をしますか？

Scene 11 「また出てる！」私だって情けないのに…

看護師のストーリー

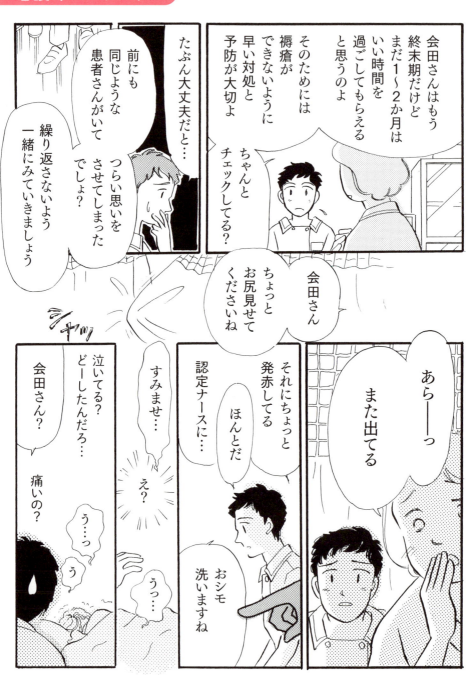

看護師の世界を考える

褥瘡を予防し、いい時間を過ごしてもらいたい

　病棟のスタッフには苦い経験があったようです。1か月前、40代の女性が骨転移で痛みのコントロールのために入院してきました。女性は幼い子どもをもつ母親として自宅で過ごしていましたが、痛みが強く、入院時には仙骨部に褥瘡ができていました。女性は、褥瘡の痛みのために車椅子に座ることができず、退院する自信ももてず、次第に全身状態が悪化し、一度も退院することなく亡くなりました。

　さて、会田さんは終末期で、数日前から下痢症状があり、体力が低下し臥床している時間が増えていました。医師や看護師の予測では、あと1～2か月と見込まれます。看護師たちは、少しでも会田さんにいい時間を過ごしてもらいたいと考えていたので、褥瘡ができてしまったら余計な苦痛を与え、会田さんの今後の過ごし方の選択肢を狭めてしまうという危機感を強くもっていました。先に亡くなった女性患者への関わりが十分にできなかった後悔があり、会田さんの褥瘡を予防したいという意気込みは強く、それは病棟看護師に共通した思いでした。

きちんと褥瘡を評価して対処方法を考えたい

　症状緩和に関しては日々新しい薬剤やケア方法が模索されており、とりわけ褥瘡については、皮膚の状態の評価方法、褥瘡発生リスクを予測するためのツール、治療法、栄養管理方法、マットレスやポジショニングに至るまで、様々なエビデンスが積み重ねられてきました。褥瘡に関するエビデンスは数値や病理学的な解析画像など、いわゆる客観的な指標に置き換えられるものがあります。それだけに、他の看護ケアと比較して、確実にアセスメントし、対処することによって評価しやすく、成果の有無もみえやすいという特徴があります。このようなエビデンスの蓄積とケアの開発は、患者の身体の早い回復と褥瘡予防という大きなメリットをもたらしました。

　このような背景が、看護師たちの褥瘡改善への強い意気込みを後押ししていたのです。会田さんの下痢は、肛門周囲の皮膚にとって大敵です。下痢を止め、肛門周囲の皮膚を守ることが目標であり、認定ナースの専門的な助言を得てしっかり対処しようと力が入り、つい大きな声になってしまいました。

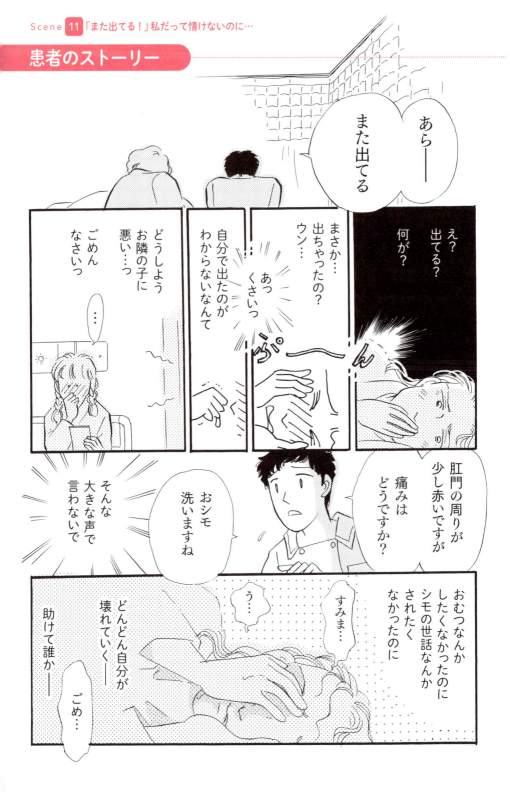

患者の世界を考える

自分の身体がわからない

　ベッドでうとうと眠っていた会田さんの耳に、突然、看護師たちのにぎやかな声が飛び込んできました。「あら〜また出てる！」、布団の足元がめくられ、ひんやりした空気が入ってきたと同時に、ぷ〜んと便の臭いがしました。会田さんは、昨日の看護師とのやりとりを徐々に思い出し、「そうだ、下痢が続いていたから、下着を汚すのが心配という話を看護師さんにしたら、念のため小さいパッドを当てておきましょうと言われたんだった。ということは…まさか？　お漏らしをしたの？　でも、出たらわかるはずなのに…いったい何？　確かに、くさい…」という思いが、頭の中をぐるぐると巡りました。やがて、会田さんは少し事態を飲み込むことができました。

　便が出たことも気付かず眠っていたこと、看護師たちに「おシモ」の世話を受けているという現実。数日前から身体がだるく、思うように動けなくなってきていました。しかし、歩けなくなったときよりも、便が出たことに気付かず眠っていたことのほうが大きなショックでした。恥ずかしい、皆に迷惑をかけている、そして何よりも、自分の身体に何が起きているのかわからないし、自分ではどうすることもできない、自分で自分の身体がわからないという状況でした。

わからない会話、何をしているの?

　会田さんはベッドで横向きにされ、背後で看護師たちが自分のお尻や便のことについて話し、これからどうするかと議論しているようでした。ホッセキ、ジョクソウ、ニンテイナース…知らない単語が飛び交っています。

　会田さんは早くパッドを交換してほしかったのですが、看護師たちは話に夢中でした。看護師たちが何を話しているのか、背中側なので十分に聞き取れません。「何をしているの？　私のどこがいけないの？　私はどうしたらいいの？」と思いましたが、質問できませんでした。専門的なことは聞いてもわからないだろうし、何を聞いたらよいのか、言葉になりませんでした。看護師が何か自分に話しかけたようでしたが、聞き取れなかったので、あいまいに返事をしました。自分の知らないところで何かが始まっている。ただ情けないという気持ちで涙が出そうでした。

Scene 11 「また出てる！」私だって情けないのに…

論点と対応

何が問題？ 論点を整理する

論点1　部分（お尻）に集中、患者を見ない

　会田さんの下痢の状態、肛門周囲の皮膚の状態は、看護師たちにとって大きな関心事で、なんとしても改善したいところです。これまでの褥瘡に関する知識や技術を駆使すれば、会田さんの肛門周囲の皮膚は改善し、褥瘡の悪化は食い止められそうです。看護師たちが会田さんの背後から肛門部をじっと観察し、議論する姿は熱を帯び、なんとか敵を撃退しようといわんばかりの勢いでした。

　看護師にとって下痢状の便は、「会田さんの便」ではなく、「繰り返し漏出する便」「褥瘡のリスク要因としての便」でした。一方、会田さんにとっては、「便をしているのは、まぎれもないこの私」「便が漏れたことにすら気付かなかった私」の体験なのです。

　患者の細部に何が起こったのかを測定、観察しようとするとき、例えば、採血や注射をするとき、患者の血管や皮膚に注意が集中し、そこに患者という存在があることが背景に退いてしまうことがあります。この場面では、看護師たちが会田さんの背後から肛門部を見ていて、誰も会田さんの表情を見ていませんでした。会田さんは複数の看護師に殿部をさらけ出し、恥ずかしく情けない思いもあったでしょう。会田さんは我慢して持ち堪えようとしますが、気持ちと身体はかたときも切り離すことはできないのです。「便をしているのは、まぎれもないこの私」「便が漏れたことにすら気付かなかった私」なのです。「私」と「身体」を切り離すことはできないのです。それが人の苦痛という体験なのです。

　全人的に人を捉えるということは、様々な看護の理論などで論じられ、改めて述べる必要もないことでしょう。しかし、実際には、検査値や身体の部分的な変化、断片的な出来事に着目してしまいがちです。部分に起きていることがその人の体験全体にどのような意味をもつことなのか、全体として

の体験の中でどのようにそのことが意味をもつのかという見方が十分になされていないことがあります。便や肛門、病変という部分だけでなく、会田さんという人格をもったその人全体を捉えること、止まらない下痢や赤くなった肛門部の皮膚から、会田さんの苦痛全体を捉え、苦しみを緩和するような配慮をもった行為として何ができるのかを考えることが看護として重要なのではないでしょうか。

論点 2 看護師が用いる言葉は患者に伝わっているか?

　会田さんの褥瘡を未然に防ぐことは、看護師にとって重要な課題と捉えられていました。会田さんが最後までQOLを維持し、やりたいことができるような状況を整えることが大事だと看護師たちが考えていたからです。

　無害の原則という生命倫理の原則があります。この原則は、ヒポクラテスの時代からある倫理原則の1つで、無危害の原則とも呼ばれます。なんらかの害が発生することが予測できるのであれば、その害から患者を守ることが医療者の重要な使命です。患者を守りたいという価値観は、思いだけでは成し遂げることができません。深い専門的知識や、技術力を伴ってこそ、何が有害となるかを判断することができ、対応策をとることができるのです。看護師たちは、褥瘡の発生や悪化に関する専門的知識、予防策に関する専門的な技術があり、加えて以前入院していた40代の女性への看護経験から得た学びを次に生かしたいという強い思いに支えられていました。

　ところが、看護師たちの思いは会田さんに届くどころか、会田さんはベッドの周りを囲む看護師によって、無力な思いを強くする結果となってしまいました。その背景には、医療現場で医療者が用いている言葉が関わっていると考えられます。医療現場には、様々な略語、隠語、専門的な用語があふれています。これらの言葉は、医療の世界に所属する集団にだけ通用する言葉で、医療以外の分野の人々、患者には通じません。言葉が通じないということは、通じない者は、その世界から排除されることにもなります。つまり、患者の前で専門用語を用いて会話をしたら、患者には何のことなのか意味がわかりません。会田さんの場合、自分自身の身体に起こったことにもかかわ

Scene 11 「また出てる！」私だって情けないのに…

らず、看護師同士が専門用語を用いて話していることによって、自分がその場にいない者であるかのように扱われた感覚をもったのではないかと考えられます。会田さんは、ただでさえ、病気による自分自身の身体の変化に戸惑い、傷ついています。それなのに、看護師が用いる言葉によって、疎外感を抱き、無力化され、病気そのものの痛みや苦しみのみならず、不必要な苦痛を味わっていると考えられます。

どんな対応が考えられる？

 ### 部分に着目しながら、全体も見る

　人の体験する苦痛を全人的なものとして捉えアプローチするために、医療の中で浸透しているモデルの1つが、緩和ケア領域で多く用いられている「4つの痛み」という考え方です。Saundersによって提唱され、患者が「痛み」として訴えたことが、身体的、心理的、社会的、霊的（スピリチュアル）な側面にどのように広がりをもって影響をもたらすのか、また同時に、4つの側面の特徴が痛みという体験をどのように形作っているのか、双方の関連性をダイナミックに捉える考え方です(Hanks, et al., 2010, p.43)。単なる身体的な原因を追及し取り除くという発想の介入ではなく、痛みという現象の広がりをその患者の体験として捉え、アプローチしようとするものです。

　この考え方は、痛みを訴える人だけに有効な考え方とは限りません。会田さんの場合、下痢という症状は、消化管感染の疑い、褥瘡のリスク要因といった身体の生理学的側面のみならず、知らない間に下痢便が漏れる恥ずかしさ、情けなさ、同室患者への気兼ね、病状悪化の不安など、会田さんの全存在に関わる固有の体験なのです。患者の体験としての病を、特定の部分のみに着目して捉えるだけでは、不十分です。会田さんの肛門部を観察しようとベッドサイドに行ったとき、下痢の状況や肛門部の違和感など、会田さん自身が何を体験し、どのようにそれを表現するのか、ありのままの言葉を聞きとることから始めていたらどうだったでしょうか。「お通じや、おなかの具合は

いかがですか？」と一声かけ、一呼吸おいて、会田さんの返答を待ってみたらどうだったでしょうか。

　医療者から見える「症状」は、客観的な事実としてあるものではありません。患者自身が体験しているものなのです。何が起きているのか、患者自身の表現で話してもらいましょう、そしてその症状の意味を知りましょう。自ずと、看護師は会田さんの顔を覗き込んだり、対面できる位置で話しかけるようになるはずです。お尻に向かって話しかけていては、会田さんの体験を十分に聞くことができるわけはないのですから。

日常世界の言葉を使う

　医療に限ったことではありませんが、専門職同士が1つの現象を共有し、アプローチしていこうとするときに、どのような言葉を用いるかが、とても重要になります。言葉は概念だからです。例えば「予期的悲嘆」という概念がありますが、「予期的悲嘆」の定義を理解している専門職同士のみがその現象が示すことを共有し、援助について議論できるのです。

　では、患者の側はどうでしょうか。日常の暮らしの中では、人々は医療に関する専門的な用語は必要ありません。ところが、いったん病院に入院すると、空間的、物理的な環境の変化のみならず、耳にする言葉も普段の暮らしの中にはないものに囲まれます。「ショウトウ」「ケンオン」「ゲゼン」…家庭生活の中では聞き慣れない言葉です。まして、専門的な解剖学用語、検査の名前などは、特別に関心をもって学んでいる患者でなければわかりません。そういう意味で、病院は非日常的な世界です。医療に関わる専門職者らが専門用語を用いている世界に、患者は突如、身を置くことになります。患者にとって違和感のある世界において、日常生活行動の援助を通して関わる看護師は、患者の日常性をつなぎとめ、たとえ環境が変わってもその人の拠りどころを失わずに暮らしを続けていく上で、重要な存在です。だからこそ、看護師が患者との間で用いる言葉はおろそかにできません。

　医療者が、患者個々の体験を表現する言葉に、それを表現するのにふさわしい専門的な用語を勝手にあてがってしまったらどうなるでしょうか。

Frankは「治療を施す者は、そこで表現するのにふさわしい感情のみを表現するように患者にそれとなく合図してくる。患者は医療従事者に依存せざるをえないから、こうした合図を受け入れてしまいやすい」といいます。医療者からあてがわれた言葉は、「それぞれの体験が固有のものであることを否定」され、「喪失や、容姿の変化や、痛みが比較されれば、そこから「標準値」が生まれ、それによって個々の人間が測定される」（Frank/井上, 1991/1996, p.144）ようになります。

　患者の体験世界を知るには、日常世界の言葉を使いましょう。「ホッセキ」ではなく「赤い」、「ジョクソウ」ではなく「床ずれ」という言葉は、会田さんにも理解できるでしょう。日常世界の言葉を使うことによって、会田さんは自分の身体に何が起こっているのか、看護師たちが何を考えどうしようとしているのかを理解し、自分の体験を言葉にしたり、看護師に問いかける糸口を探すことができるのです。

文献

- Frank, A.W.（1991）/井上哲彰訳（1996）. からだの知恵に聴く―人間尊重の医療を求めて. 日本教文社.
- Hanks, G., Cherny, N.I., Christakis, N.A., et al.（Eds）.（2010）. Oxford Textbook of Palliative Medicine (4th ed.). Oxford University Press, 2010.
  ＊Cicely Saundersのトータルペインに関する著作は英文ですが、世界保健機構（WHO）ホームページ、緩和ケア関係の書籍、テキストなどで広く紹介されています。Hanksらによる上記の書籍では、Saundersがトータルペインの概念を示し、physical, psychological, emotional, existential, social factors が人間の苦痛に影響するものであるというアウトラインが提示されたことが述べられています。

Chapter 4 患者の苦痛に向き合う

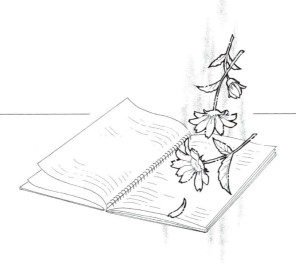

Column

病いを語る言葉

　患者が自らの病いについて言葉にして誰かに話すことは、簡単なことではありません。とりわけ、苦しみの渦中にいるときには、自身の身体に起こっていることを説明することすらつらく、どのような言葉で表現すればよいのか自分でもわからなくなることもあるでしょう。自分の苦しみが相手には伝わっていない、わかってもらえていないときには、語ること自体が新たな苦悩や葛藤を生み出します。

　例えば、慢性的な頭痛の中で仕事や家事をこなさなければならない状態が続いているときを想像してみてください。絶え間ない痛みの中で、見通しもつかない底なし沼の中にいるような感覚にさえなるでしょう。何をどう説明してよいのかわからず、ただ苦痛の表情を浮かべ、断片的な言葉しか出てこないかもしれません。苦しみの渦中の中にいる人の語りには秩序がなく、断片的で、何を言いたいのかわかりません。このような語りは「混沌の語り」と呼ばれ、聴く者の不安をかきたてます。

　しかし、病む人々が自身の経験について、「語りたいと思うか否かに関わらず、病いは物語を要求（コール）してしまう」（Frank/鈴木, 1995/2002, p.84）といわれています。つまり、苦しむ身体が声を発することを求める中、身体の声を抑圧せず、他者に伝えることは、自分の病いの現実を引き受けることなのです。病いをもちながら生き延びていくためには、自身に起こったことを語るという責任を引き受けることによって、「新しい海図や目的地を見いだす」（Frank/鈴木, 1995/2002, p.245）ようになるといわれています。

　では、援助者はどうしたらよいのでしょうか。Frankは次のようにい

います。

「混沌の物語を生きる人々は確かに援助を必要としている。しかし、多くの援助者を自称する者たちがとっさに求めてしまうのは、まず何よりも、語り手をこの種の物語から引きずり出すことであり、そしてそこから引きずり出すことが何とかという名前の「セラピー」と呼ばれるのである。混沌を抜け出すことが望まれてしまう。しかし、ケアをする人間はまず何よりその混沌の物語の証人であろうとする時、はじめてその人を支援することができる」(Frank/鈴木, 1995/2002, p.155)。

　援助者は、苦悩の中にいる人をそこから引きずり出そうとするのではなく、混沌の物語に敬意を払い、承認し、その人の物語の証人となっていくことが重要なのです。

文献

- Frank, A.W.(1995)/鈴木智之訳(2002). 傷ついた物語の語り手──身体・病い・倫理. ゆみる出版.

Scene 12 とにかく痛い、動きたくない

沢田さん、90歳
高熱で入院後、せん妄状態が出現
息子と二人暮らし

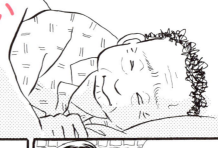

沢田さん 身体の向きを変えましょう

ずっと左向きばっかりだから今度は右に

どーして動かなきゃダメなのっ 私はこれでいいのよっ

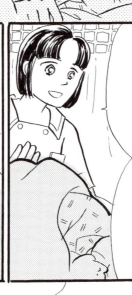

嫌なものは嫌なのよっ 触らないでっ 息子を呼んでっ

ちょっと失礼しますよー

痛いっ

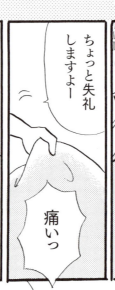

沢田さん

まだどこも触ってませんよ お布団めくっただけです

触らないでっ

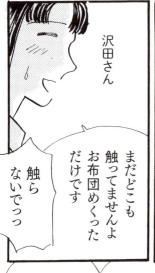

ずっと動かないと床ずれができたり熱が下がっても歩けなくなりますよ

痛いのよ ほっといてー!!

患者と看護師に、何が起きたの？

事例について考えてみましょう。

> **1** 沢田さんは、どうして身体に触られたり、身体を動かすことを嫌がっているのでしょうか？

> **2** 看護師が身体を動かす理由を説明しましたが、沢田さんは納得してくれないようです。あなたがこの看護師なら、どうしますか？

> **3** 看護師は、沢田さんの体位変換を行うメリット・デメリットについて、どのように考えているのでしょうか？

> **4** 看護師は、沢田さんの体位変換を行わないメリット・デメリットについて、どのように考えているのでしょうか？

Scene 12 とにかく痛い、動きたくない

看護師のストーリー

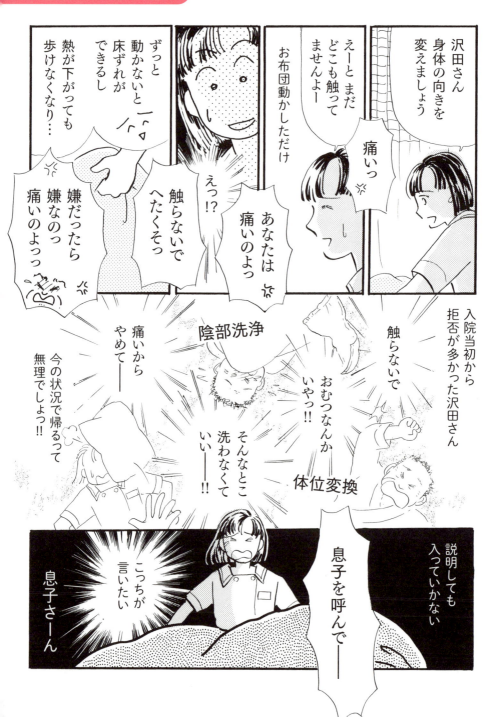

看護師の世界を考える

寝たきり防止、退院を見据えた褥瘡予防

　沢田さんが入院するのは急性期型の病院です。医療機関は機能が分化され、急性期医療を担う病院での初期治療が終わると、継続的な療養が必要な患者は在宅療養か回復期リハビリテーション病院や療養型の施設などに転院するしくみとなっています。看護師は、沢田さんが高熱を出して入院した時点から退院を見据え、息子さんや本人の希望を踏まえ自宅への退院を目指しています。

　沢田さんの高熱の原因は腸腰筋膿瘍と診断されましたが、痛みが強く寝がえりも打てず、入院時から清拭や陰部洗浄、おむつ交換、体位変換など、常に乗り気ではありません。しかし、このままでは褥瘡の発生リスクが高く、足腰もすぐに弱ってしまいます。カンファレンスでは、自宅にいたときに近い日常生活に戻れるように、なるべく自分のことは自分でやってもらう方針になりました。看護師は、自宅退院を目指し、少し無理強いしてでも沢田さんを励まし、ケアしてきました。ところが、今日の沢田さんは、いつもよりも身体を動かすのを嫌がっています。身体の大きな沢田さんを1人で体位変換するのは少々不安でしたが、今日はスタッフが少なく、1人で対応しなければと思っていたところでした。

本当に、どこか痛いの? 拒否の理由がわかりづらい

　沢田さんはとりわけ身体を動かすのを嫌がり、「痛い」「触らないで」「ほっておいて」と、看護師が身体に触れる前から「痛い」と言います。沢田さんが予防線を張り警戒しているのではないかと、看護師には思えました。どこが痛いのかと尋ねても、明確な答えは返ってきません。息子さんによると、自宅ではつたい歩きでトイレに行き、日中は手押し車で近所の友だちの家に行っていました。腰や足の痛みには湿布を貼っていたようです。

　入院後、抗菌薬の点滴によって解熱し、少しずつ会話もはっきりしてきましたが、痛みの訴え方や身体の動きは日によって差があり、安定しませんでした。痛みを訴える腰や足には外見上の変化はありません。今日は特に強く拒否し、どうすればうまくいくのか手探り状態です。沢田さんは何を説明しても聞く耳を持たず、だんだん興奮が高まり看護師は困ってしまいました。

Scene 12 とにかく痛い、動きたくない

患者のストーリー

痛い
痛い
痛い

こんなに痛いのに誰もわかってくれない

ずっと動かないと歩けなくなりますよ

そんな先のこと考えられない…っ

失礼します

布団が動くだけで痛いのよっ

あなたがやると痛いのよっ

息子を呼んでっ!!

歩けなくなったら息子さんも困りますよ

息子さんもそう言ったの!?

だから頑張り…

「頑張れ 頑張れ」ってぜんぜんよくならないじゃない

もうほっといて!!

沢田さん…

息子を呼んで——!!

痛いのよ〜〜

患者の世界を考える

痛いと言ってるのに、どうしてわかってくれないの?

　若い頃に夫を亡くし、息子を1人で育て上げた沢田さんは息子と二人暮らしです。日中は、近所の友だちとおしゃべりしたり、テレビを見たりして、ふつうの暮らしを続けてきました。のんびり自分のペースで動きたいときに動き、好きなようにやってきたのに、ある日気が付いたら見慣れないところで寝かされていました。身体のあちこちが痛くて、身動きがとれないのです。どうやら、高熱を出して病院に入れられたようですが、事情がよくわかりませんでした。しかも、痛いと言っているのに無理やり身体を起こされたり、着替えさせられたり、食欲もないのに食事を口に運ばれたりして迷惑でした。家に早く帰るためには仕方がないと、しぶしぶ言われるがままに身体を動かすよう努めてきたつもりです。

　ところが今朝は、なんだか身体中が痛くて、無理が利きません。しかもこの前、身体を拭いてもらったときに時間がかかり、痛みが悪化したときの看護師が担当です。今日はいつもよりも痛いのに、身体を動かすなんて絶対に無理。誰も私の言うことなんて聞いてくれないのだから、息子に助けを求めるしかないという切羽詰まった心境でした。

とにかく痛い、先のことなど考えられない

　病院に連れてこられてから、何かにつけて、家に帰るためには動くようにと言われます。沢田さん自身も一刻も早く家に帰り、気楽な生活を送りたいのですが、今は身体がいうことを聞いてくれません。全身が痛くて、どうしようもないのです。看護師が、家に帰って困らないように今のうちから身体を動かしましょうとか、床ずれをつくらないようにしましょうとか、手は動くのだから食事は自分でしましょうとか、日中はなるべく起きてましょうとか、たびごと、いろいろ言ってきます。でも、足を曲げたり伸ばしたりするだけで痛いし、じっとしていても痛いのに、これ以上は動けません。しかも、私の痛みのことなどおかまいなしに身体に触り、動かそうとする看護師もいます。今朝は、私が動けなくなったら息子が困る、とまで言われました。そんなことは百も承知です。とにかく今は痛いのですから、先のことなど考えられないのです。

Scene **12** とにかく痛い、動きたくない

論点と対応

何が問題？ 論点を整理する

論点 **1** その先の回復を見通したペアレンタリズム的な関わり

⊙───正当化できるペアレンタリズム

看護師たちが取り組む「寝たきり防止、退院を見据えた褥瘡予防」は、沢田さんの今後の回復を予測して、自宅への退院をスムーズに運ぶために計画されています。

看護師は専門家としての知識と経験から、次のような前提に立ってケアを進めています。沢田さんの今後の利益を考えると、多少、今の時点で本人が十分に納得しているとは言い難い体位変換や清拭でも、きっと退院後には、「あのときは嫌だったけど、頑張ってよかった」と思ってくれるだろう、と。

ここでパターナリズム的態度、ペアレンタリズム的態度と呼ばれる態度について、触れておきましょう。これらは、「父親が子どもにやるのと同じように、必要なものを供給しようとする」ことで、医療の中では専門家が、「優れた訓練、知識、洞察をもっており、それゆえ、患者の最高利益を決定する権威的な立場にある」という態度をいいます(Beauchamp & Childress/立木・足立, 2001/2009, p.217)。パターナリズム、ペアレンタリズム的態度や行為を正当化できるのは、次の3つの場合であろうといわれています。

❶その人が、その現状で、関係する情報に関して決定的に無知であるか、理性的に反省する能力が著しく損なわれていること（自律性条件）。

❷その人が、もし干渉されなければ、著しく害を受けそうであること（被害条件）。

❸その人が、後になっていっそう知識が豊富になり、また理性的反省能力を回復して、干渉の決定に同意して、それを追認するであろうと想定することが合理的であること（追認条件）。

(Benjamin & Curtis/矢次, 他, 1992/1995, p.11)

◉───── 今の苦痛とその先の安楽

　看護師は、沢田さん自身の「動きたくない」という考えよりも、専門家としての見通しから沢田さんを説得したり、強めに促したりして動いてもらうという「弱い」ペアレンタリズム的態度で関わっていました。「弱い」ペアレンタリズム的関わりは、医療の中では正当化できる実例が多いといわれています。沢田さんの場合も、拒否に従い、おむつ交換や体位変換、清拭を行わなかったとしたら、たちまち沢田さんは排泄物にまみれ、褥瘡が発生し、歩くことができなくなるでしょう。

　けれども、だからといって看護師が「その先の回復」に性急に目を向けるあまり、沢田さんの意思（自律性）を踏みにじるような対応は論外です。加えて、沢田さんが、「今の苦痛」に耐え難い状況にあることを忘れてはなりません。「今の苦痛」が緩和されない限り、その先の回復にまで目を向けることなどできません。いくら体位変換のメリットを説明されても、今の安楽さを求めるのは当然のことでしょう。

論点 2　ケアにならないケア

◉───── 疾患・病態の理解が患者の苦痛の理解につながる

　看護師は沢田さんの「今の苦痛」をどのように捉え、方策をとろうとしていたのでしょうか。沢田さんは腸腰筋膿瘍と診断されましたが、看護師たちには初めて出会う疾患の患者でした。看護師も、感染症の一種であること、高熱が出ること、抗菌薬による治療が行われていること以外には特に知識をもっていませんでした。沢田さんが訴える痛みについても、医師は、炎症が治まれば痛みも治まると判断し、鎮痛薬を処方していませんでした。

　腸腰筋膿瘍は、足を伸展したときにも強い痛みが生じることがあるといわれていますが、そのことについて看護師は十分に知りませんでした。また、どこがどのように痛いのか、はっきりしない沢田さんの訴えに、看護師たちは高齢で臥床による関節の拘縮、持病の関節痛の痛みではないかと考え、沢田さんの痛み、苦痛について十分には捉え切れていませんでした。

　疾患に関する医学的知識は、患者の苦痛を推察し、どのようにしたら安楽

を提供することができるのか、苦痛を与えない日常生活行動の援助を考えるために必須です。患者の苦痛をアセスメントするに足る知識を獲得する責任が看護師にはあります。その上で、的確な技術を提供し、安楽を成し遂げることも求められます。

◉ 未熟な看護技術は患者を脅かす

沢田さんには、看護師のケアを受けることがかえって苦痛になっています。安全で、安楽をもたらすことができる的確な技術を看護師が身につけることは、患者の生命を守るために基本的なことです。ケアを提供するときに、患者に苦痛が伴うのは容認されるのでしょうか？　容認されるはずはありません。

患者の安楽は、看護師の技術によって大きな影響を受けます。例えば、吸引される瞬間は苦しくても、短時間の操作で2時間は楽に呼吸することのできる吸引の技。しかし、吸引されるときの苦痛が、その後の楽な呼吸と引き換えにできる程度に抑えられなければ、患者はケアを拒否するでしょう。看護師の技術が未熟な場合、そのケアは、ケアとはいえないでしょう。「ケアにならないケア」は患者を脅かす行為でしかないのです。

どんな対応が考えられる？

思いこみをカッコに入れて、さらなる知識・技術を探る

落ち着いて考えてみると、沢田さんの痛みの訴え方はふつうではないことに気付くでしょう。ところが、病棟で毎日毎日、沢田さんの拒否的な様子や一定しない痛みの表出に対応していると、だんだんと看護師は、本当に痛いのだろうか、動くのがおっくうになっているだけかもしれないなど、沢田さんの痛みの存在自体を疑いたくなってきます。そうなると、看護師は沢田さんにどうしたら動いてもらえるよう説得できるかのみに焦点を当ててしまい、

沢田さんの訴える「痛み」そのものをどうやって緩和するかという発想が湧きにくくなります。腸腰筋膿瘍に特徴的な痛みや対処法などを調べることや、体位変換のときにどこをどのように支えれば痛みが増強しないか、下肢を伸展させない衣類の選択や着脱方法の工夫などを検討しようという発想にはなりません。

　まずは、患者の訴えに耳を傾けてください。患者は「オオカミ少年」ではありません。痛みは主観的なものなのですから、患者が痛いと言えば痛いのです。

　看護師の思いはいったんカッコの中に入れて、つまり、ひとまず脇において、患者の声をよく聴き、そして患者が体験している苦痛を取り除くための知識を探ることから始めましょう。例えば、患者自身が痛みに対して自分なりに行っている工夫、楽になるような身体の向きや呼吸、痛くないように動く方法などです。無意識にやっていることもあるかもしれません。看護師からは、沢田さんは何もしていないように見えるかもしれませんが、尋ねてみてはどうでしょう。きっと何かあるはずです。

　医療者は、痛みなどの症状に対して、即座に薬などの医療的な処置で対応しようとします。もちろん即効性という点では有用ですが、その人の生活行動の中で取り入れられる心身のリラックス方法などについて、一緒に考えていくことが大事です。医療者が良かれと思って患者のために"やってあげる"というペアレンタリズム的発想だけでは、新たなケアの発想は生まれません。痛みについて一番よくわかっているのは患者本人なのです。患者の体験や知恵を土台にすることで、医療者目線からは見えない世界が見えるはずです。

自分の力を知り、他の人の力を借りる

　誰もが完璧な知識をもち、確実な看護技術を提供することができればよいのかもしれません。しかし、日進月歩の医療において、「完璧」と思ってしまった時点で進歩がありません。そもそも一人ひとり患者が違いますから、「完璧」ということは看護にはありえないことです。患者やスタッフ、場が変われば、これまで培ってきた個人としての看護師の能力が通用しないことが往々にし

てあります。何十年も看護師としての経験があれば何でもうまくいくわけでもないところが、看護実践の面白いところです。逆に看護学生や臨床１年目の看護師が、強く患者の心に響くケアを届けることも珍しくありません。

　よって、自分の能力、自分にできる範囲を知り、不足を補う努力を惜しまない姿勢が、患者への善いケアを促進する力になるのではないでしょうか。

　そして、自分１人でなんでもやろうとしないこと、他のスタッフはどのように考えているのか、他のスタッフならどんな技をもっているのか、優れた技をもつ先輩に応援を求めることも、大切な能力です。自分自身がもつ能力を知り、誠実に専門家としての自分自身に向き合いごまかさないことが、患者に苦痛のないケアを提供するためには大切なことです。

文献

* Beauchamp, T.L. & Childress, J.F.(2001)/立木教夫・足立智孝訳(2009): 生命医学倫理(第5版). 麗澤大学出版会.
* Benjamin, M. & Curtis, J.(1992)/矢次正利・宮越一穂・枡形公也, 他訳(1995): 臨床看護のディレンマⅡ 看護の実例と生命倫理. 時空出版.

Column

日々の実践の振り返りが倫理的知識開発の第一歩

　看護学は人々の健康に働きかける、実践を伴う学問です。看護実践を行う上で、倫理的知識 ethical knowledgeは不可欠です(Chinn, et al./川原, 2004/2007; Chinn, et al.,2022)。倫理的知識とは、実践のあるべき行為を方向付け、根拠付ける基盤となるもので、看護職の倫理綱領や倫理理論などが明文化されてきました(日本看護協会, 2021)。

　このような倫理的知識は、どのように発展してきたのでしょうか。例えば1953年に採択された国際看護師協会（ICN）の倫理綱領は、何回かの改訂を経てきました。2021年版では、自然・気候変動、災害や戦争、世界規模の感染症の流行などの社会情勢の変化が人々の健康を脅かしてきた中での看護実践の経過を踏まえ、これからの時代に何に価値を置くのか、何をすべきかかが明示されています(日本看護協会, 2022)。

　ただし、私たちは現実の世界は倫理綱領通りにはいかないことも知っています。倫理綱領に書かれたこと以上を知っており、行為していることがたくさんあります。自分や他者との対話を通して体験を言葉にしていくことが、倫理的知識の開発の第一歩となるのです。

文献

- Chinn, P.L., Kramer, M.K., Sitzman, K.(2004). Integrated Knowledge Development in Nursing: Theory and Process (6th ed.). Mosby/ 川原由佳里監訳(2007). チン＆クレイマー 看護学の総合的な知の構築に向けて. エルゼビア・ジャパン.

- Chinn, P.L., Kramer, M.K., Sitzman, K.(2022). Knowledge Development in Nursing: Theory and Process (11th ed.). Elsevier.

- ICN(2021)/ 日本看護協会訳(2022). ICN看護師の倫理綱領(2021年版). 日本看護協会. https://www.nurse.or.jp/nursing/assets/pdf/icn_document_ethics/icncodejapanese.pdf(2024年9月アクセス)

- 日本看護協会(2021). 看護職の倫理綱領. 日本看護協会. https://www.nurse.or.jp/nursing/assets/statistics_publication/publication/rinri/code_of_ethics.pdf(2024年9月アクセス)

Column

苦痛に耐えるか否かを決めるのは
私自身

　1973年、当時25歳のダックス・コワートさんは、プロパンガスの爆発事故で全身の約65%に大火傷を負いました。一命を取り留めたものの、両目は潰れ、両手足が焼けついて握りこぶし状の塊になり、腕や足の骨はむき出し、顔は耳も口も変形し、髪の毛もほとんどありませんでした。猛烈な痛みと苦しみの中、何度も死なせてくださいと訴えます。しかし、本人の意思に反して治療が続けられました。

　退院したダックスさんは、身の回りのことさえ１人でできないことにいらだち、うつ状態になりますが、義眼を入れ、耳鼻を手術し、ロースクールで学び、弁護士として再スタートを切りました。高校時代のクラスメイトの女性と結婚もしたのです。

　しかし、ダックスさんは言います。「10年たった今でも、あのときの自分の心の底からの願いは正しかったし、その願いが聞かれなかったことに深い悲しみと苦しみを覚えるのです。あのときあの願いが聞かれていたら、今の自分は存在していないことは事実です。にもかかわらず、今私が幸せに生きているという現実があのときの決定を正当化することにはならないのです。いま私が同じ状況におかれたら、やはり私は同じように、「プリーズレットミーダイ！」と叫ぶでしょう」。

　ダックスさんの体験は、「今の苦痛」と「その先の回復」のどちらを選ぶかは単純な選択ではないこと、「その先の回復」を果たしたとしても、ダックスさんのそのときの意思決定が尊重されず、一生消えない苦しみになっていることなど、考えさせられることが多くあります。ダックスさんは次のようにも話しています。

「すべての医師や看護婦が私の支えとなったわけではありません。私にとって、一番の支えとなったのは、私のベッドのかたわらにいて献身的に治療に尽くし、語り、なぐさめ、力づけ、励まし、時に静かに黙って私と時間を共有し、私に共感してくれた看護婦さんたちだったのです。しばしば病院での定められた勤務時間を終えたあとまでも、私のそばに居続けてくださった看護婦さんたちの支えが、私を生かし続けたのです」（木村, 1987, pp.22-23）。

　病いに苦しむ人々の苦悩の証人として、傍らにいることを引き受けることのできる看護師の存在の重要性についても考えさせられます。

文献

- 木村利人（1987）. いのちを考える─バイオエシックスのすすめ. 日本評論社.
- ＊ダックスさんについての詳細は、下記DVDと書籍に収録・掲載されています。
- 赤林 朗, 藤田みさお, 長尾式子監訳（2002）. 医療倫理 いのちは誰のものか─ダックス・コワートの場合. DVD（前編36分, 後編26分, ダイジェスト編17分）. 丸善出版.

患者と看護師に、何が起きたの？

事例について考えてみましょう。

> **1** カンファレンスで看護師たちは、古田さんをどのような「問題」を抱えている人だと捉えているでしょうか？
>
> **2** 看護師たちは、古田さんが行動を変えられない原因はどういうところにあると考えているでしょうか？
>
> **3** 古田さんの行動について、先輩看護師たちのカンファレンスでの発言を聞き、小田桐看護師はどんなことを思ったでしょう？
>
> **4** 古田さんは、お菓子を食べているところを看護師に見つかってしまいましたが、そのとき、どんなことを思ったでしょう？
>
> **5** あなたが受け持ち看護師だったら、このあと、古田さんの生活改善について、どのように対応しますか？

Scene 13 「行動を変えられない人」と決めつけないで

看護師のストーリー

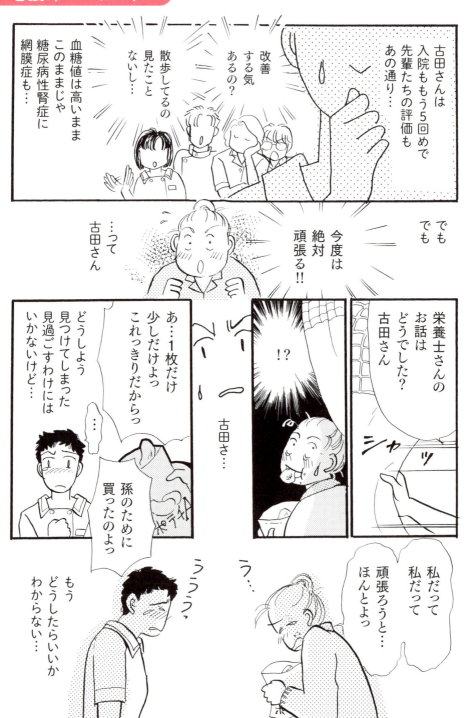

看護師の世界を考える

病棟の看護師たちも困っている

　血糖値のコントロールがうまくいかず、何度も繰り返し入院してくる古田さん。このまま病状が悪化すると糖尿病性腎症になる可能性も高く、すでに網膜症も進行し、目も見えにくくなっています。今回も本人の希望によって血糖値と体重コントロールのための入院となりました。

　古田さんはどうして食事療法や運動療法がうまくいかないのか、なんのために繰り返し入院してくるんだろうか、栄養士や看護師から提案する生活改善のプログラムを取り入れている形跡はなく、本当になんとかしたいと思っているのだろうか…。看護師たちは古田さんの再入院のたびに、悪くなった血液検査データを見ながらカンファレンスをもつのですが、一向に解決策が見つからない状況です。話し合いはいつも歯切れが悪く、「困っちゃうわね〜」と、ため息をつくばかりです。

受け持ち看護師という責任感

　小田桐看護師は臨床1年目です。プライマリーナースだった先輩が異動したため、3か月前から古田さんを受け持つことになりました。カンファレンスやこれまでの経過から、古田さんはなかなか行動を変えられない手ごわい患者、新人の自分には荷が重いという印象をもって関わってきました。

　一方で、古田さんは新人看護師の小田桐看護師には、家での生活、家族のことなど、なんでも話してくれました。小田桐看護師は、古田さんが自分なりに病気をなんとかしたいと思っていると感じていたので、病棟のカンファレンスでスタッフの古田さんに対する意見を聞くと、明るく振る舞う古田さんが本当は苦しんでいるのではないかという思いもありました。また、先輩看護師からの言葉には、「受け持ち看護師のあなたがしっかり方向性を出さないから、古田さんがよくならない」と言われているようなプレッシャーも感じていました。

　新人看護師の自分が古田さんの行動を変えるようなケアができるだろうか、気が重いなぁと考えながら病室に行ったところ、まさにお菓子を頬張っている古田さんを見てしまったのです。見つけてしまった…、見逃したら先輩に何か言われそう、でも…と、うまく言葉をかけることができませんでした。

Scene 13 「行動を変えられない人」と決めつけないで

患者のストーリー

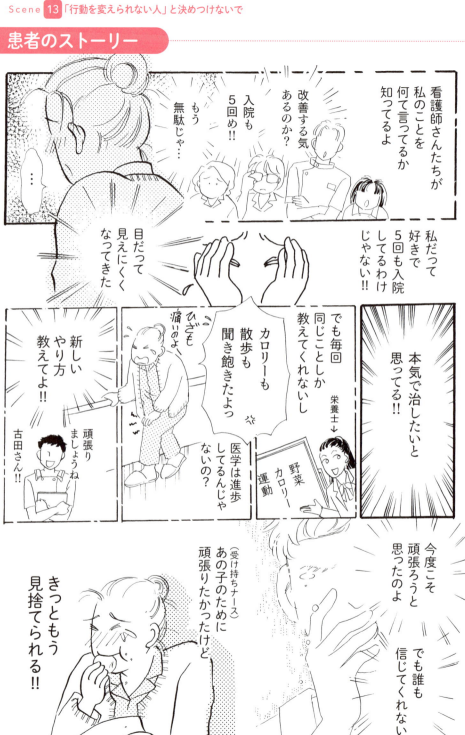

患者の世界を考える

自分なりには頑張っている、でも、うまくいかない

　古田さんは、35歳の息子と二人暮らしです。昼間は週2回だけ近所の会社で清掃の仕事をしています。夫は2年前に病気で亡くなりました。料理をするのが好きで、息子の食事作りにとどまらず、近所の仲間に趣味で料理を教えたりしています。食べることは料理を作ることと同じくらい大好きです。

　数年前に血糖値が高いと言われ、何度か入院し、そのたびに栄養士からカロリーのこと、看護師から運動などについて説明を聞きました。毎回、話を聞いたときには、息子に心配をかけてはいけないから頑張ろうという気持ちになるのですが、どうにも食欲に負けてしまいます。食べたいものを我慢しようとすると、ストレスになって余計に食べたくなってしまうのです。膝も痛いので、長時間の散歩もできません。自分でも意志が弱いと思うのですが、どうしたらいいのかわかりません。これで最後にしたい、という思いで入院するのですが、もう5回めになってしまいました。

意志の弱い人間だと思われて、みじめ…

　入院するたびに看護師さんたちから見放されるのではないか、あきれられているのではないかと思うようになりました。直接的に看護師から何か言われたわけではないのですが、「毎日散歩」「間食は控えて」「食事前には血糖値測定」と言われるたびに、責められているように感じてしまうのです。

　そのような中で、新人の小田桐看護師の存在は救いでした。ベテランの看護師とは違い、一緒にスイーツやレストランの話題で盛り上がったりして、小田桐看護師との会話が気晴らしになりました。けれども、今日は、とうとうお菓子を食べている現場を小田桐看護師に見られてしまいました。

　他の看護師と同じように、この若い看護師にも意志の弱い人間だと思われたんじゃないか、みじめだ…けれど、どうしたらいいかわからない、目の前では困った顔をした小田桐看護師が…彼女にも見放されてしまうのだろうな、自業自得、でも「行動を変えられない人」と決めつけないでほしい…情けない気持ちでいっぱいでした。

Scene 13 「行動を変えられない人」と決めつけないで

論点と対応

何が問題？ 論点を整理する

論点 1　原因は「古田さん」が「間食すること」にある？

　古田さんは、看護師から意志の弱い人間だと思われている自分に自信を失い、自尊心が傷つけられました。患者の自尊心が傷つくような看護師の対応は、人としての尊厳が守られていないことになります。

　看護師は、自己管理能力の低さが病状を悪化させている原因と捉え、そこをなんとかしたい、改善してもらいたい、そして古田さんに健康になってもらいたいという願いを根底にもっています。一方の古田さんも目指すところは同じで、間食をやめて減量し、血糖値をコントロールして健康を取り戻したいと思っています。

　この事例の「問題」は、病気がうまくコントロールされない原因を古田さん個人に求めている点にあると考えられます。看護師は、その原因のおおもとを「間食をやめられない古田さん」に、古田さん自身は「意志の弱い自分」においています。そうすると、結局は古田さんにとってみれば、自分が悪いということになるので、自分が変わるしか方法はなくなります。ところが、長年の習慣を変えることは容易ではありません。

　このような病いの原因を自分の内部に求めることを「原因の内在化」と呼びます（野口, 2002, p.71）。原因の内在化は、自分以外の外側に原因を求める「原因の外在化」に比べて、その人を苦しめます。なぜなら、「自分で自分を変えるためには、いままでの自分を否定し、自分を蔑んだり憎んだりしなければならないからである。いままでの自分をそのまま認めることができず、変えるべきものとして認識しなくてはならない。そして、なかなか変われないとき、今度は、自分をうまく変えられない自分が情けなく思えてくる。いずれにせよ、自分が変われない限り、この苦しみから脱出することはできない」からです（野口, 2002, pp.71-72）。

　看護師の立場からみると、原因は看護師側ではなく古田さんにあると「外

在化」していると捉えられます。このような「原因」の「内在化」「外在化」が古田さんを苦しめているという特徴がみえてきます。そして、その原因を変えられないことに、皆が困っているのです。

論点2 「支配的物語（ドミナント・ストーリー）」による硬直化

　考えるべきこととして、古田さんも看護師も、「運動や食事指導を守り、病気を自己管理するのは、本人の気のもちよう」という病気への対処の筋書きをもっている点も挙げられます。良い／悪いは別問題として、自己管理能力の高さや他者に依存しない自立した生活、前向きな病気療養…など、私たちは気が付かないうちに、あるべき姿、理想とするスタイルを、社会、文化、時代の中で形成し、それらに深く影響を受け、自分が出会う出来事の意味づけを行っています。このような私たちの「現実の見え方を方向づけ、制約する作用をもつ」筋書きは、「支配的物語（ドミナント・ストーリー）」と呼ばれます（野口, 2002, p.46）。筋書きが明確であればあるほど、思い通りにならない展開になったとき、人は出来事の意味をどのように受け止めてよいのかわからなくなり、事態は硬直化していきます。

　古田さんの場合、「運動や食事指導を守り、病気を自己管理する」という筋書きは、うまくいっていません。それに合わない古田さんの行動は、自己管理能力が低く病気への対処能力が低いとして否定的に意味づけられます。病気の改善ということを考えると、運動して食事を改善することが「良い」行動なのですから、古田さんの行動は改善すべきものとなります。

　毎日運動や食事に気を付け、食べたいものも我慢して生活できるに越したことはないですが、一方で、人はそんなに完璧で強くいられるものでしょうか。慣れ親しんできた生活習慣を変えたり、好きなもの、好きなことを止めなければならないのはとてもストレスです。弱音を吐いたり、できない自分に葛藤したり、人はもっと弱い存在なのではないでしょうか。古田さんは情けない思いを誰にも打ち明けられず、看護師からは入院のたびにあきれられ、困った患者と疎まれていると感じています。そんな情けなく弱い自分に、古田さん自身が直面しているのに、「運動や食事指導を守り、病気を自己管理

する」という支配的な物語は、古田さんが抱える弱さを認めようとしません。それが事態の硬直化につながるのではないでしょうか。

どんな対応が考えられる？

「問題」を捉え直す

　古田さんも看護師も、「問題」は古田さんの意志の弱さから血糖コントロールがうまくいかないことであると捉えていましたが、はたしてそうだと言い切れるでしょうか？　そもそもの困りごとは、古田さんの血糖値のコントロールがうまくいかず、このまま進行すると健康状態が悪化する恐れがあることです。そして、その原因として「古田さんの意志の弱さ」があると捉えられ、そのことによって古田さんは自分自身でも情けなくなり、看護師たちから、ダメな患者としてみられ自尊心が傷つくという影響が生じているのです。

　このようにまずは、何が起きているのか、問題を混雑させたまま捉えるのではなく、「問題」「問題の原因」「問題の影響」に分けて捉える「問題の外在化」（野口, 2002, p.73）が糸口になります。ふだん、私たちの生活の中では、問題の原因だと思っていること＝問題、と捉えがちですが、必ずしもそうではありません。問題の原因を取り除くことができなくても、問題によって起こっている影響は解消することができるかもしれないのです。

　「問題」を捉え直すときに、人が抱える「弱さ」をどう考えるかという点も重要です。古田さんの「弱さ」は古田さんだけのものでしょうか。人は、強みもあれば弱みもあります。完璧な人はいませんから、誰もがなんらかの「弱さ」を抱えて生きています。宮坂は、「倫理を、弱い存在を前にした人間が、自らの振る舞いについて考えるもの…（中略）…自分はどう振る舞うべきなのかと問う声が、自分の心の中から聞こえてくる。その問いかけが倫理なのではないのか」（宮坂, 2023, p.4）といいます。医療現場は人の「弱さ」がさらけ出される場です。看護師は、まさに弱い存在を前にして、どう振る舞うかを

常に考え、行動することが求められているといえます。「弱さ」は問題の原因ではなく、ケアの出発点だと思います。「私たちは、弱さの持つ可能性というものを、まだ十分に知らないのかもしれない」(宮坂, 2023, p.218) のです。

「問題」を「解決」せず「解消」する

では、どうしたら古田さんの意志の弱さに原因を求めず、自尊心を回復するような関わりができるのでしょう。「指導を守り、病気を自己管理するのは、本人の気のもちよう」という支配的な物語から解放されればよいのです。

例えば、「運動や食事指導を続けることは、本人の気のもちようではどうしようもない」というもう1つの物語(オルタナティブ・ストーリー)を作ることです。しかし、もう1つの物語を作るのは容易なことではありません。

作り上げられた支配的な物語から、もう1つの物語に転換するには、「無知」という専門性が重要(野口, 2002, p.98)といわれています。相手の世界については何も知らないからこそ、教えてもらう姿勢をもつこと、専門家の言葉で「問題」を翻訳せずに、相手のそのままの世界を知ることによって、別の解釈が生まれる可能性が出てきます。

例えば、小田桐看護師が古田さんに日頃から感じていたことを問いかけてみたらどうでしょうか。小田桐看護師は、古田さんが自分なりに病気をなんとかしたいと思っていると感じていたのですから、「どういうときにお菓子を食べようとか、控えようとか、調整しようと思っていることがあれば教えてください」と聞いてみたらどうでしょうか。古田さんなりの努力について知ることにつながるかもしれません。古田さんは意志の弱い人なのではなく、ひょっとしたら何度も生活改善にチャレンジし、失敗してもあきらめない人なのかもしれません。古田さんとの対話の積み重ねは、即座の古田さんの行動改善にならないかもしれませんが、自身の弱さに直面し、傷ついた古田さんの気持ちを受けとめ、次の可能性を模索する方向に向かうはずです。

文献
- 宮坂道夫(2023). 弱さの倫理学―不完全な存在である私たちについて. 医学書院.
- 野口裕二(2002). 物語としてのケア―ナラティヴ・アプローチの世界へ. 医学書院.

Scene 14 リハビリしたいんです

水木さん、55歳
前立腺がんが頸椎に骨転移
骨折の危険が高く、状態も悪い

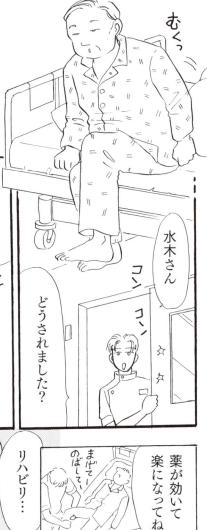

むくっ

コン コン

水木さん

どうされました？

ああ…看護師さん

ちょっとね 足が動きにくくなってる気がして

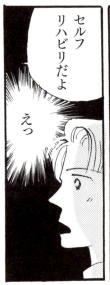

セルフリハビリだよ

えっ

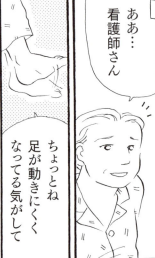

そう

リハビリ…ですか？

家に帰るためにも…ね

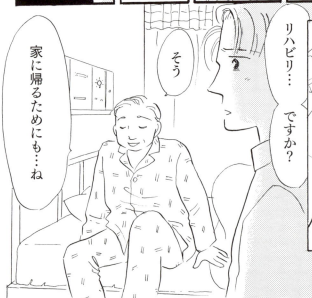

薬が効いて楽になってね

だからまた前みたいにリハビリの先生にやってもらえないかな

まげて〜 のばして〜

患者と看護師に、何が起きたの？

事例について考えてみましょう。

1 看護師は、水木さんがリハビリをしたいと言ったとき、どのような言葉をかけたらよいのかわからなくなっています。そのとき、看護師はどんな気持ちだったと思いますか？

2 水木さんは、前立腺がんの終末期の状況で呼吸もやや苦しく、頸椎にも骨転移が見つかっています。リハビリを行うメリット・デメリットには、どのようなことがあると思いますか？

3 水木さんは、リハビリにどのような思いを託していると思いますか？

4 あなたが看護師だったら、この場で水木さんにどのような言葉をかけますか？

Scene 14 リハビリしたいんです

看護師のストーリー

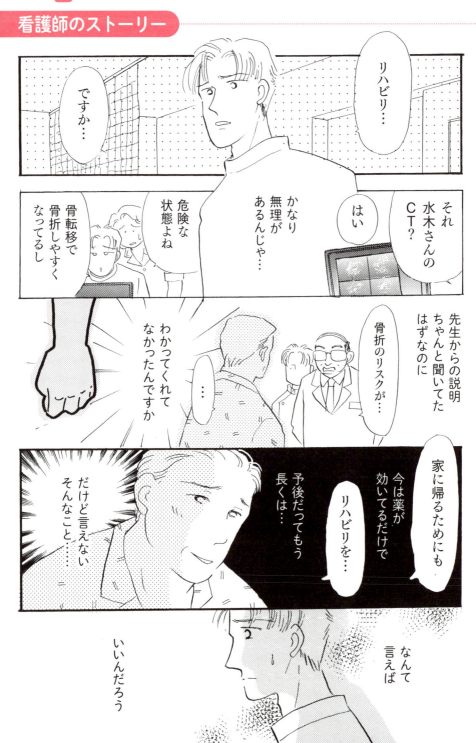

看護師の世界を考える

骨折のリスクを最小限に

　水木さんの口からリハビリという言葉が出たとき、看護師は戸惑いました。カンファレンスで、水木さんの頸椎への骨転移の状況をCT画像で見たばかりだったからです。看護師は動揺し、どう切り返そうかと思案していましたが、水木さんに見抜かれないよう平静を装いました。

　水木さんは、頸部に少しの負荷がかかっただけで骨折し、首から下がすべて麻痺してしまうリスクがありました。今寝たきりになって手足が動かなくなってしまったら、水木さんのQOLは一気に低下します。そうならないためには、日常生活動作でさえ、安全に留意し慎重に行ってもらう必要がありました。今以上に動くことは難しく、自宅に帰ることは困難に思えました。

　入院当初、水木さんは痛みが強く、ほぼ寝たきりでした。徐々に痛みのコントロールがつき、ここ数日は表情も明るくなってきました。一方で主治医からは、病状の悪化や転移部分の骨折のリスクが高いことは説明されているはずでした。面談記録では、詳しく現状について説明がなされ、今回が最後の入院になるかもしれないということも覚悟している、と発言されたようでした。看護師たちは、骨折のリスクを最小限にしながら、日常生活を送ることが当面の目標になってくる、と考えています。

現実と乖離した患者の希望

　水木さんは、病状についても理解されているはず、骨転移のこともわかっているはずなのに、どうしてリハビリしたいと言い出したんだろうか。誤解しているのなら、もう一度主治医から説明してもらわないと。わかってくれていると思っていたのに、なぜ？　と、理解できない気持ちが湧いてきました。

　水木さんは笑みを浮かべながら、自宅に帰ったら庭仕事をして、片づけたいものがあるのだと話し続けていましたが、看護師の耳には何も入ってきませんでした。無理…絶対に無理…あまりにも現実と乖離しすぎているように思えました。でもこの場をなんとか切り抜けないと、でも水木さんに嘘をつくわけにもいかないし、変に希望をもたせてしまっても、あとでショックを受けたらどうしよう…いろいろな思いが交錯し、看護師は「リハビリですか…」とつぶやくだけで精一杯でした。

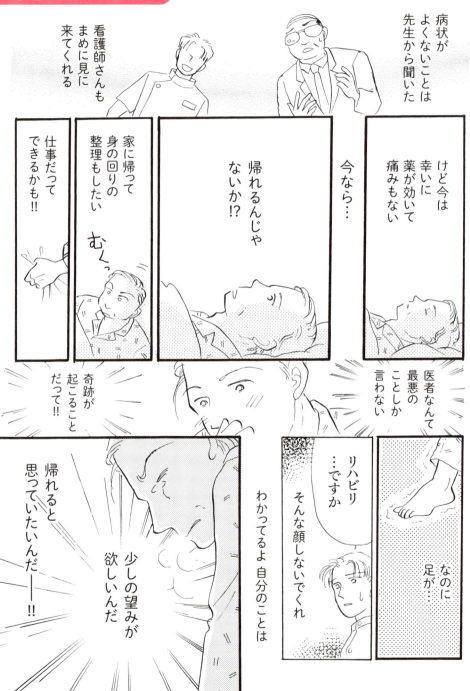

患者の世界を考える

もう少し頑張れる

　8年前に前立腺がんと診断されてから、手術、ホルモン療法、そして再発してからは化学療法を受け、会社経営をしながら療養生活を続けてきました。しかし、身体がどんどんつらくなり、会社は息子に譲りました。自宅で療養してきましたが、背中から首にかけて痛みが強くなり、痛み止めをもらっていました。

　そろそろ覚悟を決めたほうがよさそうだ…主治医の説明を聞いて、自分なりに受け止めました。痛みの原因は首や背骨にがんが転移しているためで、呼吸が苦しいのも肺に転移しているからだと説明されました。さすがにショックでしたが、思っていたより長く病気と付き合い、息子に会社を託すこともできました。痛み止めが効いてくると、気持ちも落ち着いてきました。

　痛いときはベッドの上でじっとしていることが多かったのですが、痛みが治まると不思議に気力も戻り、もう少し生きたい、もう少し欲張ってもいいんじゃないかという思いが湧いてきました。残り少ないかもしれない時間をじっとしたまま過ごすわけにはいかない、という焦りもあります。

あきらめたくない

　そんな思いとは裏腹に、足が思うように前に出ていかず、歩行器につかまりながらトイレまで移動するだけの毎日です。病気になる前は、どんなスポーツでもこなしていたのに、今では腿もふくらはぎも細くなってしまいました。でも、今ならまだ間に合うかもしれない。もう一度自宅に帰れるかもしれない、あきらめ切れない、あきらめてはいけないように思いました。

　そんな折、以前にリハビリを受けたことを思い出しました。リハビリをすれば、少しは足の筋力も回復するかもしれない。そう思いながら足首を回していると、看護師が病室に入ってきました。思い立ったら早く取り組みたい！そんな思いで看護師にリハビリのことを話してみると、看護師は戸惑っている様子でした。ああ、やっぱり俺はもうダメなのか、それは自分だって承知の上のこと、何もしないで後悔したくない、でもこの思いをわかってもらえない、膨らんだ気持ちが一気にしぼみ、ただ死を受け入れるしかないのかと、つらくなりました。

Scene 14 リハビリしたいんです

論点と対応

何が問題？ 論点を整理する

論点 1　科学的エビデンスと患者の希望

● 患者の希望は生きたいという思いの表れ

　エンドオブライフ・ケア（終末期のケア）においては、とりわけ患者の希望が成し遂げられるように支援することが、死までの過程を生きることを支える重要なケアであると認識されています。

　患者が何を希望しているのかを見つけるプロセス自体も大切です。子どもの結婚式に出る、孫の誕生を待つ、もう一度山に登りたい、といった１つのイベントに象徴される希望もあれば、家族とゆっくり病室で過ごすこと、痛みなく静かに今まで通りの日常生活を送りたいといった日常性の継続を望む患者もいます。いずれにしても、これらの希望はそれぞれの人が送ってきた人生の延長線上にあって、その根底には、ぬぐってもぬぐっても抑えられない生に対する渇望、奇跡が起こるかもしれないという思いがあります。リハビリをしてもう一度家に帰りたい、という水木さんの思いは、単に足が動くようになることを目指すものではなく、生きたいという強い思いの表れの１つと考えられます。

　もちろん、患者が希望を実現することが難しい場合もあります。終末期においては、とりわけ身体状態が持ち堪えられるかどうかです。山に登るだけの体力があるか、自宅に戻ることができるような全身状態かどうか、患者が希望する事柄とそれを成し遂げる身体状況、周囲の物的・人的資源を併せて天秤ばかりにかけられます。誰が天秤にかけるのでしょうか？ 患者自身、そして医療者です。しかし、医療者、患者の天秤ばかりは同じものではありません。

● 生きる希望をつなぐ

　水木さんの場合を考えてみると、看護師から捉えた水木さんの骨転移の様

相は、最悪の場合、両手足の麻痺を招くという科学的なエビデンスを示しており、どれだけ水木さんの希望が強くても、医療者の天秤は科学的エビデンスが示す身体状態を重く評価します。リハビリはますます頸椎に負担をかけ、水木さんは自宅に帰るどころか、ベッド上での生活を強いられることになるという予測がたてられています。

　一方、水木さんは科学的エビデンスを土台に生きているわけではありません。今、まぎれもなく生きているという実感、ひょっとしたら奇跡が起きるかもしれないという望み、生きることへの願いに支えられて、今を生きている存在なのです。水木さんのリハビリをしたいというニーズは、科学的なエビデンスに基づく頸椎転移によるリスクアセスメントによって覆される次元のものではなく、生きることそのものについての希望なのです。

　看護師は終末期の水木さんの衰弱を早め、麻痺を引き起こす可能性の高いリハビリの是非を、いったいどのように受け止めたらよいのかと自問しています。看護師は水木さんのリハビリへのニーズを表面的に受け止めているわけでもありません。足を動かしたいという水木さんの思いが、水木さん自身を支える大切な希望と感じているからこそ看護師に迷いが生じ、その迷いが水木さんに伝わってしまうことで生きる希望を絶つことになってしまったらどうしよう、という怖さも感じているのです。

論点 2　そこに居続け、行為することを要求される者の倫理

◉───看護師の戸惑いの構造

　看護師が臨床現場で体験する倫理的な葛藤について、看護師が置かれている立場と無関係に論じることはできません。この場面で看護師の感じるジレンマは、患者の望むリハビリの是非をどう判断し、進めていけばよいのか、患者の希望と身体的リスクのバランスをどのように考えていけばよいのかという点でした。

　ここで、リハビリを行うかどうかという実務上の決定は医師が行います。まず、主治医はリハビリを必要とする患者についてリハビリ医に診察・検査を依頼します。リハビリ医は患者を診察・検査、評価し、治療目標や期間を

Scene 14 リハビリしたいんです

設定し、専門スタッフにリハビリテーション処方、依頼を行うのです。ですから、看護師が患者のリハビリに関するニーズをつかんだとしても、その場で即座に患者にリハビリを進めていく、と返答することはできません。

このような役割上の権限や範囲が、看護師に特徴的な倫理的ジレンマをつくり出しているといえます。要するにこのジレンマは、看護師自身に与えられている権限や意思決定のルール、病棟などの文化、慣習、ヒエラルキーと無関係ではないということです。看護師にはリハビリを行うかどうかをその場で返答する権限はありません。「主治医に伝えます」としか言えないのです。

◉───考え、行為することを求められる看護師

看護師が直面する倫理的問題に特徴的なのは、問題状況の真っただ中にいつも居合わすのですが、その場でなんらかの決定や選択をする者としてではなく、患者の傍らで、医師などの最終選択・決定者の意思を待ち、そこに居続けることを要求される者として体験する倫理だという点です。

ときには、医師の決断が看護師自身の意思とは異なる場合でも、実行するのは看護師ということもあるでしょう。意思決定するものと、実際に実行するものが同一ではないというねじれは、看護師の迷いを深くします。しかも、その場に居続けるということは、自分の表情やまなざし、ふるまいの一挙手一投足が患者に見られているということです。看護師の行為は、患者の状況の受け止めや、生きる希望をつないでいくのか、否定することになるのかを左右するといっても過言ではありません。今、ここでどのようにふるまうことが「善きこと」なのかを問われるのです。患者を目の前にしながら、"今、ここ"での判断、敏感な洞察が求められ、"考える"と同時に、次に何を語りかけ、どのようなまなざしを向けるのかが行為として求められる倫理なのです（吉田, 2010, pp.100-102）。看護師の苦しみは、このような背景を抜きにして論じることはできません。

どんな対応が考えられる？

ニーズに隠れた真の意味をつかむ

　人は大切に思うこと、自分をつなぎとめ、絶対に譲ることができないことがあり、それを具体的な出来事や状況、周囲の人々との間で、なんらかのニーズとして表出しています。このようなスタンスで構えていれば、水木さんのリハビリへのニーズには、生きる意味をつなぐ重要な意味があることが自然に浮かび上がってくるでしょう。

　患者の客観的な状況と、実現したい事柄との現実的な乖離は、意味の世界においては大きな問題ではありません。看護師は客観的な事実とは異なる事柄に、あいまいな返答をするのは不誠実な態度だと自責の念を感じるかもしれません。水木さんには、主治医から再び病状を説明してもらい、リハビリをあきらめてもらうという対応をとる看護師もいるかもしれません。しかし、それは患者の希望を踏みにじり、看護師自身がジレンマから解放されたいために行う、独りよがりの結論です。

　看護師は、水木さんのような患者の反応に対し、思わず戸惑いが表情に出てしまうこともあるでしょう。患者も大人ですから、気まずい空気にはすぐに気がつきます。ここで大事なことは、戸惑ったことをうやむやに取り繕わないことです。そして、その場ですぐに答えを出す必要はないこと、リハビリできるかできないかという二項対立で物事を捉えないことが大事ではないでしょうか。「リハビリしたいと伺ってちょっとびっくりしました。ご自身としては、リハビリできそうな感じなのでしょうか？」と率直に患者に問い直してみてはどうでしょうか。

患者の思いに伴走し、守る

　水木さんは、医師の説明をきちんと理解し、頭では安静にする必要がある

Scene 14 リハビリしたいんです

ことはわかっていても、痛みが落ち着いてくると、身体の中から、まだあきらめ切れない、あきらめてはいけないという声が湧き上がってきたのだろうと思います。

　緩和ケアを目的とした治療を受ける進行がんや終末期の患者の要望を尊重し、残っている能力を生かしながら、QOLの維持・向上を目指す、緩和的リハビリテーションへの取り組みにも着目されるようになっています。

　看護師は、患者が大切にしたいと思うことを今一度自分の中に取り戻し、それに向かって生きるために、周囲の人々とのつながりを強め、結び直すことができるよう伴走していくことが大事なのではないでしょうか。

　水木さんの頸椎の状態は、客観的にみて、いつ骨折して麻痺が生じてもおかしくないという現実があるかもしれません。実際に、リハビリを行うことは難しいという結論が出ることもあるでしょう。しかし、リハビリに託された水木さんの生きたいという強い思いを守ること、それが、苦しみの中にある人の傍らに居続けることを許された看護師に求められていることではないでしょうか。

文献

• 吉田みつ子(2010). がんの終末期看護実践－倫理的問題の現状と課題. 医学哲学医学倫理, 28.

Chapter **4** 患者の苦痛に向き合う

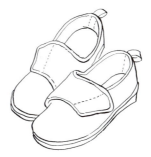

Column

パターナリズムから
シェアード・ディシジョン・メイキングへ

　日本では、1990年代にインフォームド・コンセントという概念が普及し、医師が治療法について説明し、患者が同意した上で治療が進められるようになりました。典型的な例が、がんの病名告知です。患者ががんと知ったらショックを受けるため病名を伏せてほしいという家族もいますが、今日ではおおかた、患者本人にがん告知がなされています。

　インフォームド・コンセントが普及する前は、「専門家は優れた訓練、知識、洞察をもっており、それゆえ、患者の最高利益を決定する権威的な立場にある」(Beauchamp & Childress/立木・足立, 2001/2009, p.216)という考え方に基づき、医師が治療の方法を決定し、患者がそれに従うという父権主義的 (パターナリズム：paternalism) なやり方で医療が進められていました。

　しかし、社会の消費者運動の高まりととともに、医師の患者に対する権威的な対応に対する批判が高まりました。患者は、ただ医師が決めた医療を受動的に受け入れるのではなく、患者は医師から情報を受け、納得した上で主体的に意思決定し、医師は患者が選択した治療を実施するというというインフォームド・コンセントを基本とする医療が進められました。

　さらに、2000年代後半に入ると、患者と医療者の関係は、「強者：医師」と「弱者：患者」という「対立」から「協働」関係へ、「自己決定」から「意思決定の共有」へと転換してきています (石川, 2020, pp.77-78)。特にがん医療においては治療法の選択肢が多様化し、リスクが高くかつ不確定な状況の中で治療法を選択しなければならない場合、リスクは低いものの

確実性も低い場合には、患者の生活スタイルや価値観をもとに、患者と医師がともに決定していかざるを得ない状況が生まれました。つまり、"shared decision making：SDM"（共同意思決定）という概念が着目されるようになったのです。SDMの定義は様々ですが、少なくともSDMにおいては、患者と医療者との間で、「〈今、何が問題なのか〉から始まり、〈何を目標にするのか〉、〈そのためにはどんな方法があるのか〉、〈それを実行するためには、それぞれがどんな役割を果たすべきなのか〉といった決定に至るプロセスを共有していくことが、ここでいう意思決定の共有である」と述べられています（石川, 2020, p.81）。

　医療は不確実です。完治率98%はかなり高いと思うかもしれませんが、患者一人ひとりにとっては、残り２%に入るかもしれません。患者にとってはゼロか100のどちらかなのです。この不確実性を受け止めながら、自身の治療を決定していくのには勇気が必要です。SDMが、患者の不安や負担を一緒に背負ってくれるものになればよいと思います。

文献

- Beauchamp, T.L. & Childress, J.F.（2001）/立木教夫，足立智孝訳（2009）．生命医学倫理（第5版）．麗澤大学出版会．
- 石川ひろの（2020）．Shared Decision Makingの可能性と課題―がん医療における患者・医療者の新たなコミュニケーション．医療と社会，30(1)．

Chapter 5

患者の希望、家族の思いに看護師がどこまで踏み込むか

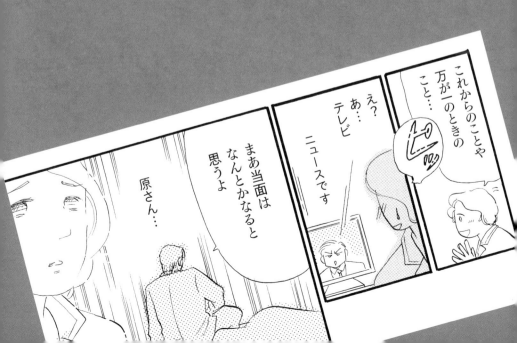

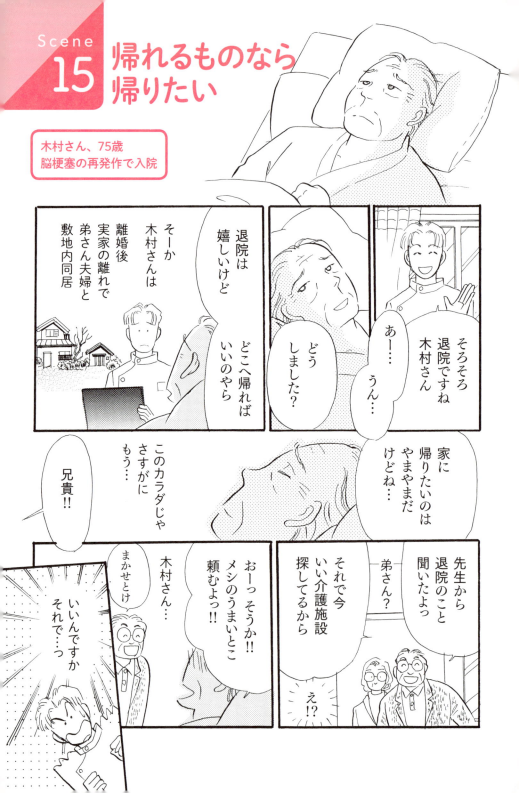

患者と看護師に、何が起きたの？

事例について考えてみましょう。

1. 看護師は、木村さんの退院について、何がもっともよい結果と考えていますか？

2. 木村さんは、退院について、どのような事柄を心配しているのでしょうか？

3. 木村さんの家族は、木村さんの退院について、どのように考えていると思いますか？

4. あなたが看護師だったら、この先、弟夫婦や木村さんにどのように対応しますか？

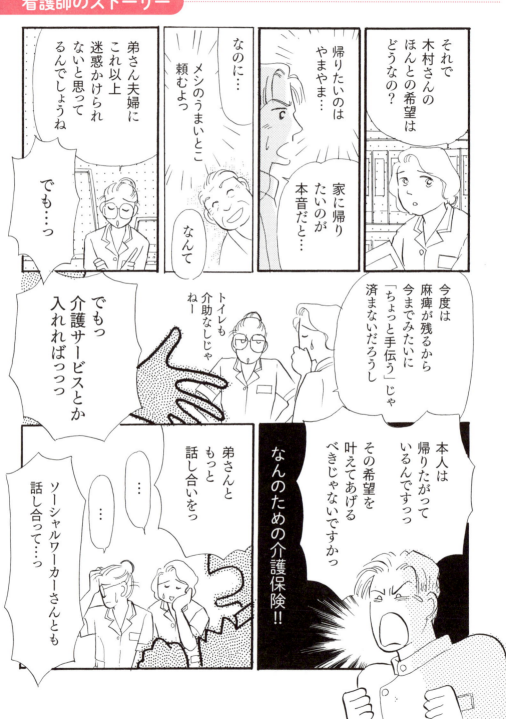

看護師の世界を考える

退院に向けて家族の協力を得なければ

　ある日のカンファレンスで、木村さんの退院先について話題になりました。電子カルテを開き、入院時の面談記録を確認しながら話し合いが進められました。入院時の記録や木村さんから聞いたところによると、自宅では手すりをつたってトイレに行くなど、家の中での生活はなんとか自立していたようです。入院中は、弟と義妹が見舞いに訪れ、パジャマや下着なども準備し、入浴介助や着替えなどのときに困ることはありません。退院後は介護施設への転院が検討されているようでした。

　木村さん自身は、介護施設に入りたくないようですが、そのことを家族にうまく言えていないのではないかと推測されました。もし、在宅介護になるようなら、退院調整部門と連携して介護サービスを入れたり、いろいろな準備が必要です。カンファレンスで看護師は、もう一度木村さんの希望を確かめ、弟夫婦の姿を見かけたら、退院に向けてもう一度話し合いをすべきだと強く訴えました。

患者の希望を叶えたい

　看護師が病室を訪れると、いつも威勢のよい木村さんが、本当は自宅に帰りたいが弟夫婦への負担を考え遠慮していると、落ち込んだ様子で話しました。今までにない雰囲気だったため、かなり木村さんが悩んでいるように思われました。

　ちょうど弟夫婦が面会に訪れ、退院の話が切り出されましたが、すでに介護施設に転院するという結論が出ている様子でした。さっきまで家に帰りたいと話していた木村さんは、そんなことは微塵にも出さず、弟さんの言葉にうなずいていました。看護師は木村さんの本当の気持ちを聞いた直後だったので、木村さんの姿が痛々しく、なんとか力になりたいと思いました。

　後日のカンファレンスでは、看護師たちは考えあぐねながら、木村さんの望みを叶えられるように、もう少し具体策を練ろうという結論になりました。

Scene 15 帰れるものなら帰りたい

患者のストーリー

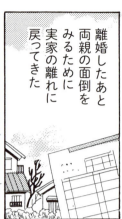
離婚したあと両親の面倒をみるために実家の離れに戻ってきた

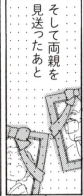
そして両親を見送ったあと

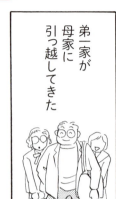
弟一家が母家に引っ越してきた

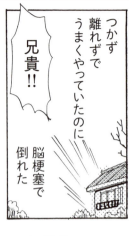
つかず離れずでうまくやっていたのに

兄貴!!

脳梗塞で倒れた

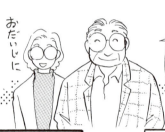
絶対家に帰りたくて
隣には俺たちがいるから安心して帰って来いよー兄貴

おだいじに

弟たちに迷惑をかけたくなくて

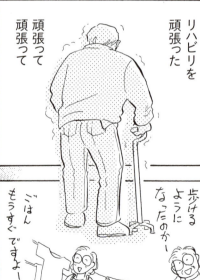
リハビリを頑張って頑張って頑張って

なのにまた2度めの発作

お義兄さんっ

歩けるようになったのかー
ごはんもうすぐですよー

今度はダメだ自分でもわかる

帰りたいなんて言えない

家族のストーリー

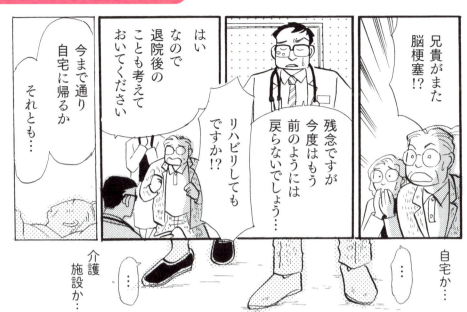

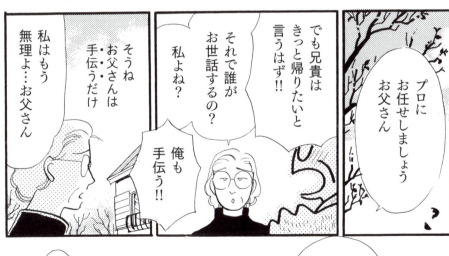

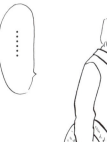
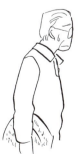
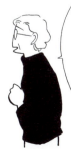

Scene 15 帰れるものなら帰りたい

患者・家族の世界を考える

弟夫婦に無理は言えない…

　木村さんは5年前に脳梗塞を患いました。若いときに離婚し、子どもはいません。弟夫婦と同じ敷地内で暮らし、3人の姪っ子たちも嫁ぎ、時々子どもの顔を見せにきてくれます。

　木村さんは脳梗塞の後遺症で左半身に麻痺が残ってしまい、早期退職することにしました。義妹は一言も文句を言わず、身の回りの世話をしてくれています。パートで疲れているだろうに優しくしてくれ、世話になりっぱなしです。今回の発作時も、義妹が救急車を呼んでくれました。もう少し身の回りのことができれば自宅に帰りたいと言えるのですが、今の状態では弟夫婦に迷惑をかけてしまいます。弟夫婦は本当によくやってくれています。

　主治医から介護施設への転院の話が出たとき、弟も義妹もほっとしたような表情をしていました。それを見て、やっぱり施設に行くのが一番いい選択なのだろうと考え、自分から施設に行くと切り出しました。自分は納得しているつもりですが、看護師さんに聞かれると、つい気持ちが揺れるのです。

兄を引き取りたい気持ちはあるけれど…

　木村さんの弟さんの話を聞いてみましょう。

　兄は幼い頃から面倒見がよく、離婚後実家に戻ってからも、両親の面倒も最後までよくみてくれました。兄は我々の子どもたちの学費も出してくれ、ずいぶん助けてもらいました。脳梗塞で倒れてからも頑張っていました。

　しかし、今回は麻痺が強く残り、介護が必要になったので、家では十分に面倒をみることができません。我々夫婦は年金だけでは生活できないためパートの仕事をしながら暮らし、また長女が今月末に2人目の子どもを里帰り出産する予定です。妻も自分たちの年齢を考え、兄の施設入所を望んでいるようです。兄には本当に申し訳ないのですが、介護施設に入ると言ってくれて内心ほっとしました。

　正直、兄と妻との板挟みで困っていました。兄も気を遣って、施設への入所を自分から言い出してくれたんだと思います。妻もこれまで一生懸命兄の面倒をみてくれて、これ以上無理を言って共倒れになったら大変です。切ないのですが、施設に入っても精一杯、兄の面倒はみるつもりです。

論点と対応

何が問題？ 論点を整理する

 看護師は患者の味方？

　カンファレンスで看護師は、木村さんの希望を叶えることが大事だと強く主張しています。患者の尊厳や意思が守られない状況にあるとき、看護師は患者を擁護すること、「アドボカシー」が重要であるといわれています。アドボカシーは、権利擁護、利益擁護、代弁などの日本語に訳されてきました。看護におけるアドボカシーという言葉には、「保護する、支える、伝える、エンパワーメントする、仲裁する、調整する」という6つの意味が含まれます（戸田, 2009, pp.23-26）。看護師が、木村さんの希望をくみ取り、家族との間でもう一度話し合いをするべきと考えたこと、木村さんの希望を叶えるために何かできないかとカンファレンスで話し合ったことは、まさに、アドボカシーの考え方に基づいた行為といえます。

　それでは、患者の意思や希望と家族の意見が異なるとき、どうしたらよいのでしょうか？　看護師が患者の意向を代弁する役割を引き受けると、家族と衝突する可能性が出てきます。弟夫婦は、看護師から自宅への退院を提案されたとしたら、自分たちの決定は受け入れられていないと感じるはずです。

　看護師の代弁・擁護者としての役割は、患者だけを視野に入れていたのでは十分にその役割を果たすことはできません。家族、家を基盤にした文化を形作ってきた日本では、その人が長年、家族の中で培い、担ってきた役割が、様々な価値観、意思決定の様式を形成しています。当然、医療の場では、治療や療養の場の決定などのあらゆる場面についても、それらが反映されます。木村さんが弟夫婦に迷惑をかけたくないという思いは、日本においては多くの人がもつ価値観です。ゆえに、自分の本当の思いよりも、家族に迷惑がかからず、家全体がもっともうまくいくためにはどのような選択をするとよいかという意思決定のスタイルがとられています。

　このような文化的な背景も踏まえると、看護師が患者の代弁・擁護者とし

Scene **15** 帰れるものなら帰りたい

て存在するということは、単純に自分の意思を表明できない患者の代弁をしたり、患者側の味方につき援護することではありません。患者の希望の根底にあり大切にされてきたもの、家族の意思や思いがどのような価値観から形成され、1つの結論として導かれたものなのかを、患者、家族とともに再確認することです。「人々に彼らにとって最も大事なものを認識させ、彼らが本当に望んでいることを明確にさせる。それから、彼らがその新しい認識にたって、自己決定を行うのを助ける」(Dooley & McCarthy/坂川, 2005/2006, p.100)ことが重要です。

　坪井は、互いの主張が異なるときの合意形成について、互いの根底にある価値観を理解する「物語的合意形成」が重要だと言います。私たちが何かを決めるとき、「何が意味ある行為か、道徳的に望ましい行為かは、その行為がわれわれの人生にとってどのような意味を持つかに関する認識と切り離せない」(坪井, 2012, p.36)、つまり、ストーリーとして納得できるプロセスでなければなりません。主張が異なる者同士が、互いのストーリーについて納得や理解を深めることによって、どちらの主張にも寄らない新たな意味が現れ、どうすればよいかを考えることができるのです。

　看護師が、木村さんの意向と家族の意向のどちらの味方なのか、施設に入ることと自宅で過ごすことのどちらにメリットがあるのか、といった二項対立的な議論によって結論を得ようとすると、木村さんや家族がこれまでに大事にしてきたこと、これからの人生において大事にしていきたいことが切り離されてしまいます。

論点 2　看護師は家族間の問題にどこまで踏み込むか?

　医療現場において、家族と患者との間で価値観や意向に食い違いが生じた場合、その根源は家族の長い歴史の中にあり、複雑に絡み合い、今その一端として現れ出てきたものです。そのため、目の前の問題にアプローチするためには、患者や家族の人生に深く入り込まざるを得ません。家族、親族の人間関係、財産問題など、プライバシーに関わることもしばしばあります。そんなとき、しばしば多くの看護師が、「どこまで家族に関わったらよいのか?」

と自問自答します。その問いには、1人の医療者として出会った自分が家族の長い歴史の中に踏み込んでいく怖さや責任、医療者としての関わりの範囲はいったいどこまでなのか？ 問題を知ってしまったのに何もできないという罪悪感などが、ごちゃまぜになっていることでしょう。意図して家族の問題に踏み込もうとしなくても、患者や家族と長く関わっている間に、断片的に現れる家族の歴史性、価値観に無自覚に巻き込まれることもあるでしょう。

　この問題を考えるには、看護師と患者、家族との関係性をどのように考えるかという根本的な課題に突き当たります。看護師は、弟夫婦の前では自宅退院について口にすることすら遠慮する木村さんをもどかしく思っても、看護師は木村さんに代わることはできません。木村さんと家族のそばにいることはできても、家族にはなれません。患者や家族の迷いや苦しみについて一緒に整理したり、重い荷物を背負いやすいように小分けにする手助けはできても、それらは最終的には患者や家族の荷物であり、どうするかを決めるのは患者と家族です。

　助産師で母性看護専門看護師の八巻和子は、インタビューの中で自身の臨床経験や実践を通して感じた思いを次のように語っています。

　「その人の人生を背負うことは私はできないから、やっぱりちょっとなんか一緒に考えるとか、「こうだったらこうかもしれない」とかっていうことを考えることで、支援〔する〕……。その人自身ができるのであれば、それが一番だなって思うし、そうすると、それ以上のことをその人が、周りの力を引き出すというかね、そういうところがあるかなって思うんですよね」（村上, 2020, pp.550-551）

　看護師は家族間の問題にどこまで踏み込むか？ という疑問に対して、看護はここまでという線をあらかじめ引くことはできません。看護師が深く患者と家族の問題に立ち入り、踏み込んだとしても、患者と家族が問題の当事者であるという軸がぶれなければよいのです。

Scene 15 帰れるものなら帰りたい

どんな対応が考えられる？

 判断を差し控え、新たな見方ができるような情報を提供する

　この事例では、木村さんが家に帰りたい本当の理由はなんなのか、家族が自宅で介護するのは無理だと思うのは具体的にどのようなことを想像しているのか、わかりません。木村さん自身も漠然と自宅がよいと思っているだけで、デメリットについてはまったく想像していないかもしれません。家族も状況を整理し切れていないように思えます。いったん結論を出したものの迷いがあるのは、そのためです。迷いがあるということは、結論が変わる可能性が大きいのです。

　患者や家族にとって、何がもっとも大事にしたいことで、本当に望んでいることは何なのかを考えられるようにするためには、情報がカギとなります。患者や家族双方が、今知り得る事柄以外にどのような情報があれば、目の前の出来事に対する見方が広がり、違う角度から眺めることができるのかが大切です。そこを支援することによって、彼らが新しい認識に立ち、自己決定を行う方向に向かうよう助けることができるでしょう。

　木村さんと弟夫婦の場合には、介護施設での療養生活、施設の種類や選択肢、在宅介護の場合に使える資源などの情報も有益なものとなり、彼らの意思決定を再考する手助けとなるでしょう。

　いったん結論が出されたことは絶対に変えられない、変わらないと思い込んでいませんか？　そんなときはいったん判断を差し控え、保留し、考えや気持ちを整理するプロセスを大事にしましょう。退院という時間的な切迫がある中でも、結論を急がず、その場に居合わせることが看護師の役割です。

 リフレクションを促し、ファシリテートする

　看護師は、患者あるいは家族のどちらかに肩入れするのではなく、患者や

家族がいったん決めたことをもう一度リフレクションできるように促したり、互いに対話を深め、もう一度、結論を導くことができるように、ファシリテートすることが大事ではないでしょうか。そのプロセスを通じて、患者と家族が、自分たちで互いに大切にしている価値観を再認識し、その上で結論を出すことができればよいのです。たとえ、介護施設に転院するという結論自体が変わらなくてもよいのです。

　では、看護師は自分自身の価値観、例えば「もし私だったら、家族を施設に入れないで、家で介護する」というような考えを、どう取り扱えばよいのでしょうか？　今回の事例に限らず、看護師は日々の臨床の中で、「もし私が患者なら」「もし私の家族に同じことが起きたなら」「もし、私がこの患者の家族だったとしたら」という多くの「もし」を考えているはずです。まったくの傍観者として、何の価値判断もせずにその場にいること自体が困難です。むしろ、倫理的な問題とは、看護師自身のこれまでの経験を呼び覚ましたり、身体深くに蓄積され、沈み込んでいたものが呼び起こされるような体験を伴います。自宅に帰りたいという母親を施設で看取った看護師は、木村さんとの関わりから、否が応でも木村さんと母親の姿が重なり合うでしょう。

　患者や家族の決定が看護師の価値観と同じ方向性の場合もあれば、まったく正反対の結論となる場合もあります。看護師自身の価値観と対立するような結論が出た場合、家族と患者のファシリテーター役として、どのようにすればよいのでしょうか。まずは、自分自身の価値観、患者や家族の価値観を明確に区別すること、そして、患者や家族に自身を同一化したり、反対に、怒りや失望を感じていないか、メタ認知を働かせ、自分自身をモニタリングすることが大切です。

文献

- Dooley, D. & McCarthy, J.(2005)/坂川雅子訳(2006). 看護倫理 1, 2, 3. みすず書房.
- 村上靖彦(2020). 現場が変わる！ チームに働きかける母性看護CNSの実践 現象学的分析編(第3回)　実践場面の"問い"から始まる臨床看護の本質─意思決定支援として. 助産雑誌, 74(7).
- 戸田由美子(2009). 看護における「アドボカシー」の概念分析. 高知大学看護学会誌, 3(1).
- 坪井雅史(2012). 合意形成の倫理的基礎づけについて. 医学哲学医学倫理, 30.

Scene 16 「これからのこと」って何?

原さん、76歳
慢性心不全が進行し、入院中。
訪問看護を受けながら自宅で一人暮らし

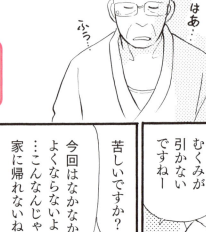

むくみが引かないですねー

苦しいですか?

今回はなかなかよくならないよ
…こんなんじゃ家に帰れないね

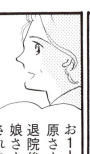

お1人ですよね原さん
退院後のこととか娘さんとお話しされました?

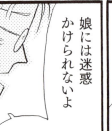

娘には迷惑かけられないよ
家内が死んで10年――
1人でなんとかやってこれたからこれからも…

これからのことどうするのか娘さんと一緒にお話ししていきましょうか
万が一のときのこととか

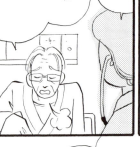

ニュースの時間です

まあ当面はなんとかなると思うよ

原さん…

それじゃ…また来ますね

患者と看護師に、何が起きたの？

事例について考えてみましょう。

1 原さんは、自分の病状や退院に対して、どのように考えているのでしょうか？

2 原さんは、看護師から、これからのことを娘さんと一緒に相談していきましょうと言われ、どんな気持ちだったでしょうか？　看護師との話を切り上げ、テレビを見始めた原さんの気持ちを想像してみましょう。

3 看護師は、原さんが話をしたくない雰囲気を醸し出しているのを察知して話を切り上げ、退室しました。看護師は、原さんに、本当はもっとどのようなことを聞きたかったのでしょうか？

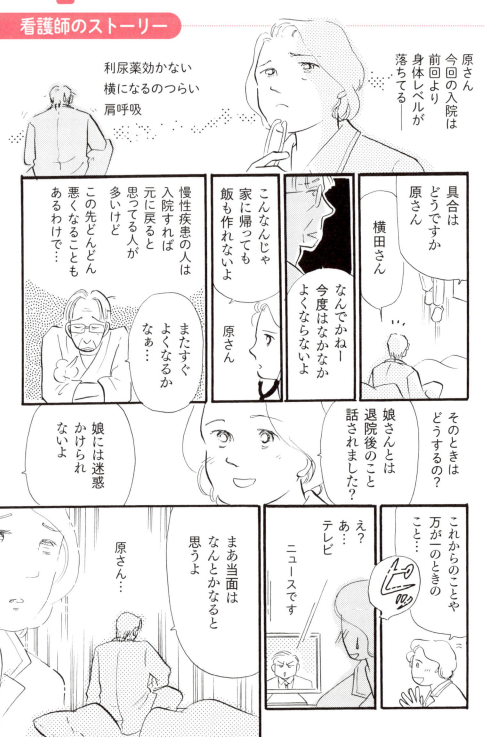

看護師の世界を考える

本当に患者が望んだ最期の過ごし方だったのか？ という後悔

横田看護師が勤務する内科には、冬になると慢性心不全の患者が多く入院してきます。風邪などをきっかけに心不全が急激に悪化するため、入退院を繰り返す患者も少なくありません。原さんもその1人で、看護師たちとも顔なじみです。ここ2〜3年は、再入院までの期間が短くなってきており、今回は心不全治療薬に対する反応が悪く、病状の回復が遅い印象です。

今、院内ではアドバンス・ケア・プランニング（以下、ACP）プロジェクトが進んでおり、横田看護師も勉強会に参加してみました。横田看護師は、がんの患者とは、自分の病状や死に対する不安な気持ち、最期の過ごし方について話した経験がありました。しかし、慢性疾患の場合には、どのようなタイミングで患者や家族と話をすればよいのか、いつも疑問に感じていました。これまでも末期心不全の患者が救急搬送されてきたことがありました。患者は意識レベルが低下しているため本人の意向を確認することができず、家族の判断で人工呼吸器を装着したことが何度かありました。患者の姿を思い出すと、家族は本当に患者本人の意思を代弁しているのだろうか、と疑問でした。本当に患者が望んだ最期の過ごし方だったのだろうか、最期に痛くてつらい思いをして病院で過ごしてよかったのだろうか、どうすればよかったのだろうかと、今でも後悔が残っています。

タイミングを逃さずに原さんに関わりたい

原さんは、自分の病状についてどのように捉えているのだろう。ACPの研修では、慢性疾患の場合、患者本人だけでなく、家族、医療者も、最期の時をどう過ごすのかという話題に触れられず、タイミングを逃しているうちに病状が悪化し、患者本人の意向を確認できない状態になることが課題だと説明を受けました。

横田看護師は、原さんとは顔見知りで、何度も受け持ちをしていますし、娘さんとも会ったことがあり、ある程度の信頼関係は築けていると思っています。原さん自身が今の病状をどのように受け止めているのか、万が一のときにどうしたいと考えているのか、日常の会話の中で、さりげなく投げかけてみようと思いました。

Chapter **5** 患者の希望、家族の思いに看護師がどこまで踏み込むか

Scene **16** 「これからのこと」って何?

患者のストーリー

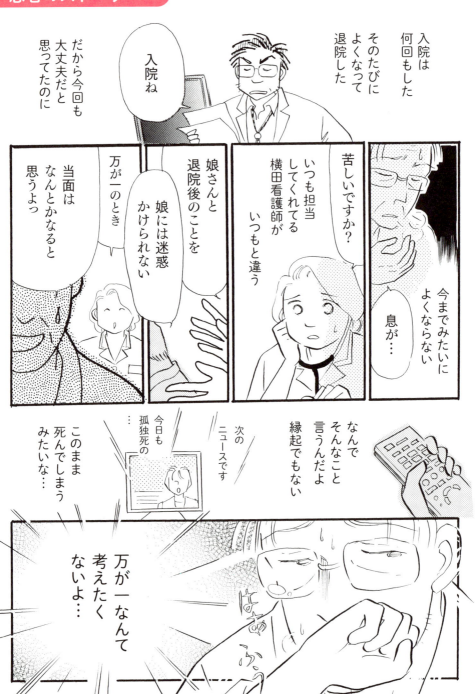

患者の世界を考える

入院になったけど、またよくなる…

　原さんは、仕事を引退した60代半ば頃から心房細動、動脈硬化などで通院し、内服治療を続けてきました。ちょうどその頃、妻が亡くなり、慣れない家事をしながら1人で暮らしてきました。一人娘は独立し、隣の町に住んでいます。娘は仕事が忙しいのですが、週末に原さんの顔を見に来てくれます。原さんの心不全が進行してからは、娘は仕事を休んで外来にも付き添ってくれます。この頃は家事をホームヘルパーに手伝ってもらうようにしていましたが、ちょっと無理をすると息苦しくなり、数日前から急に体重が増え、息切れが強くなってきました。外来受診日まで我慢していたら、主治医から入院だと言われてしまいました。娘が付き添ってきてくれていたので、手続きなどをしてくれて助かりました。

　これまでも何度も入退院を繰り返してきたので、病棟の看護師とは気心が知れています。今回も早くよくなって、家で気ままに暮らしたいと思っています。でも、今回はなかなか具合がよくならないのが気がかりです。

万が一ってどういうこと？

　横田看護師はこれまでも何度か担当してくれた看護師で、話をよく聞いてくれ、信頼しています。家での生活の仕方など、いつも丁寧に教えてくれて困ったときには彼女に聞けば安心です。しかし今日は、退院後どうするのか、万が一のときにどうしたいのかなどと聞かれ、びっくりしました。主治医からはまだ退院の話は出ていませんし、まだ足も浮腫んで息苦しいので、退院どころではないと思っていましたが、「万が一のとき」という言葉を聞いて、なんで今そんな話をするのかと嫌な気持ちになりました。身体が弱っているときに、縁起でもない話をしてほしくありませんでした。

　まるでこのまま具合が悪くなって死んでしまうみたいじゃないか、実は自分は思っている以上に具合が悪いのかもしれないと勘ぐってしまいました。何と答えていいかわからないし、この話は終わりにしたいと思い、テレビをみるふりをしました。

Scene 16 「これからのこと」って何？

論点と対応

何が問題？ 論点を整理する

論点1　ACPの概念の幅広さがもたらすコミュニケーション・ギャップ

　日本では2018年に、厚生労働省がACPを「人生の最終段階の医療・ケアについて、本人が家族等や医療・ケアチームと事前に繰り返し話し合うプロセス」と定義し、愛称を「人生会議」とし啓発に取り組んできました（厚生労働省, 2019）。ACPという概念よりも前に、アドバンス・ディレクティブ（以下、AD）という言葉が使われてきましたが、ADは「事前指示」と呼ばれ、「意思決定能力のある本人が、意思決定能力を失った時に備えて、自分の希望する・希望しない医療処置について、あらかじめ指示をしておくこと（森・森田, 2020, p.21）」とされています。つまり、ACPがケア、生き方を含めた広い概念であるのに対し、その一部である医療処置に焦点が当てられたのがADです。

　横田看護師は、入退院を繰り返している原さんの病状が悪化傾向であることを踏まえ、これからも一人暮らしをしたいと思っているのか、将来どこでどのような医療を受けて過ごしていきたいと考えているのかを尋ねるつもりで、原さんに問いかけました。原さんにこれからの生活をどうしたいと考えているのか、病状の経過を見据えて早めに相談しておいたほうが療養環境を整えられる、病状が悪くなってからでは慌ててしまうから、今から少しずつ原さんの気持ちを確認しておきたいという意図での発言でした。

　ところが原さんは、横田看護師の「これからのこと」という言葉は、今回入院となった病状がよくなって退院するまでの間のことと捉え、「今とは違う健康状態になった時のこと」や「意思表示できなくなった時のこと」（森・森田, 2020, pp.185-187）とは受け止めていませんでした。ですから、原さんは「またよくなれば大丈夫だと思う」と思ったのですが、横田看護師が発した「万が一」という言葉を聞いて、病状の悪化や死を連想し、急に不安になってしまったと考えられます。看護師と患者の「これからのこと」が指し示す時間的なスパンの理解に食い違いが生じています。

論点2　ACPによって想起する死に至るまでの苦痛や不安

　メディアなどで「終活」という言葉を耳にします。就職活動（就活）、結婚活動（婚活）に倣って、人生の終わりのための活動を略したものです。具体的には、一般的に遺言書の作成や、墓や葬儀の準備、身の回りの品の整理など、生きているうちに死後の準備をすることを指します。終活は中高年層に広がり、相談会などイベントが開催され、終活カウンセラーなども誕生しているようです。書店では、死後の準備をまとめたエンディングノート（終活ノート）に関する書籍や記入書式が販売されているのも目にします。誰にでも訪れる老後や人生の最期について準備をする終活は、そのメリットが受け入れられているような印象があります。

　一方で、ACPについての人々の受けとめはどうでしょうか？

　2019年に、厚生労働省がACPの普及のために、「人生会議」という愛称とともに作成したポスターが批判を浴び、撤去されました。モデルとなった患者役の芸人が、酸素吸入をして苦しそうな表情で「こうなる前に、人生会議をしておこう」と呼びかけるポスターに、「患者や家族への配慮がない」「不安を煽る」という意見が相次いだからです。

　自然に広く受け入れられつつある「終活」と、受け入れられにくい「ACP（人生会議）」、両者の違いはどこにあるのでしょうか。ACPは人生の最終段階の医療やケアについて考え、これからどう生きたいかという「人生の最終段階」のことに焦点が当てられています。一方終活は、どちらというと「亡くなった後」のことに焦点が当てられている点が挙げられます。この焦点の違いが、人々の死に対する不安や怖さに影響し、ACPに対する不安感、拒否感を引き起こしたのではないかと考えられます。

　人生の最終段階にどのような医療やケアを受けたいかについて焦点を当てるACPにおいては、終末期に生じる苦痛に対する不安、動けなくなったときにどうするのかという不安、死に対する不安や怖さなどといったネガティブな感情を切り離して考えることはできません。一方、遺言書の作成や、墓や葬儀の準備、身の回りの品の整理などについて考える際には、死に至るま

Scene 16 「これからのこと」って何？

での苦痛や死に対する不安とは切り離して考えることができます。このような死に至るまでの苦痛や死への不安に対する心的距離感の違いが、ACPが受け入れられにくい背景にあるのではないかと推察します。

原さんが、看護師からの問いかけに対して話をそらしたのは、死や終末期の苦痛に向き合う準備が整っていなかったからだと考えられます。

どんな対応が考えられる？

コミュニケーション・ギャップはACPの大切な手がかり

横田看護師は、「万が一のとき」という言葉を出したときに、原さんがこれ以上会話を続けたくないという雰囲気を醸し出していることに気付きました。横田看護師は、原さんとの話を切り上げ、原さんの表情を曇らせてしまった理由を考えました。横田看護師が発した「万が一のとき」という言葉には、原さんの病状の受け止めや、今後の療養の場をどうするのか、病状が悪化して自宅で1人では暮らせなくなった場合のこと、病状が急激に悪化したときに受けたい／受けたくない医療処置についてどのように考えているのかなど、いろいろなことが詰め込まれていたように思われます。

原さんは、10年以上、心疾患を患い療養し、入退院を繰り返し、入院が常態化してきていました。そのため、看護師は原さんが自分の病気や病状をどのように受け止めているのか、生活の中でどのようなことを大切にしているのかなど、改めて聞いたことがありませんでした。看護師から見ると、原さんは入院生活にも慣れており、具合がよくなればまた退院していく患者であり、自宅への退院にあたっての医療や介護の調整も必要がなく、あえて自宅での生活などについて尋ねる機会もなかったのです。

横田看護師の問いかけに話をそらそうとした原さんに対して、強引に終末期の医療・ケアに関する話題を進めることはできません。原さんとの間で生じたコミュニケーション・ギャップは、今後ACPをどのように進めていく

かを考える大事な手がかりとなると捉えるとよいでしょう。欧州緩和ケア学会は、「(医療者は)個人の健康リテラシーやコミュニケーションスタイル、個人的価値観に応じてACPの会話内容を合わせる必要がある(森・森田, 2020, p.27)」と述べています。この考え方を踏まえると、看護師は、原さんが話したいと思う話題、例えば今の健康状態、今回の退院後の家での生活についてどのようなことを望んでいるのかについて話すことから始めればよいのではないでしょうか。入院ごとに、原さんと、今の健康状態に関する対話を積み重ねていくことが、最期のときをどう過ごしたいかということにつながっていくように思われます。

看護師が日常的なケアの中で捉える患者の意向

　看護師は、日常的なケアを通してACPに関連する患者の意向を捉えることもできます。その機会は偶然に訪れることもありますが、看護師が、患者の病状の経過や治療方法の変更などを捉え、患者の病状の受けとめや医療やケアに対する意向について関心を向け続けることによって、ふだんの何気ないやりとりの中で、見えてくることもあります。

　日常的なケアとは、日常生活行動に関わるケア、食事、入浴など人々が生活の中で繰り返すことです。患者が馴染んでいる習慣の中には、暮らしの中で培ってきた価値観が埋め込まれており、人生の最期に大切にしたい事柄との連続性があるのではないでしょうか。改まって、「あなたが人生で大切にしている価値観は何ですか?」と問われて答えられる人は多くはないでしょう。

　看護師は、言葉を介したやりとりだけでなく、非言語的なコミュニケーションを介し、患者の価値観を捉えています。入院中に、いつもじっと病室の窓から遠くの山々を眺める高齢男性がいました。声をかけてみると、「家の畑や田んぼがどうなっているかなと思ってなぁ」とポツリと話しました。しばらく一緒に窓の外を眺めていると、次のように話し始めました。「家のもんは、元気になるまで病院にちゃんといたほうが安心という。まあ、病院にいても家にいても、新聞を読んだり、テレビをみたり、何が違うわけでもないけど

Scene 16 「これからのこと」って何?

な。でもな、家にいて窓を眺めてると違うんや。家は、いるだけで違う。もう、治療はせんでええわ」。ACPについてあえて改めて面談の席を設けることだけではなく、患者との日々の対話を繰り返し、言葉の断片を重ねていくことが、看護師だからこそできることだと思います。

　原さんは、どのような暮らしをしてきたのでしょうか。その対話から始めてみましょう。

文献
- 厚生労働省(2019). 人生会議(ACP)に関する取組状況. https://www.mhlw.go.jp/content/10802000/000483305.pdf（2024年8月アクセス）
- 森 雅紀・森田達也(2020). Advance Care Planningのエビデンス. 何がどこまでわかっているのか？ 医学書院.

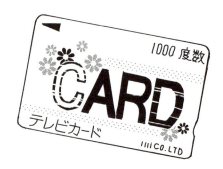

Column

「看護師」以外の「わたし」を もつことの意味

「看護師は、患者をケアし、慰め、励まし、理解する。痛みや不安に どのように対応すればよいのかを理解し、未知への恐怖に直面する患者 を慈しみ、ほとんど存在しないような場合でも希望を患者に与える。ま るで聖職者のような仕事を私たちは看護師に期待するのである」(Benner, et al./早野, 2010/2011, p.5)

社会から寄せられるこのような期待に、いつも応えることができます か? どんなに訓練を受けても、苦しむ人々の前に立ち続け、心を寄せ 続けるのは、苦しいことです。ときには逃げ出したり、泣きたくなるこ ともあります。看護師自身が「いつも優しく、強く、しかも冷静に物事 に対処できる看護師」を理想とすると、自らを苦しめます。

看護師、娘、スポーツサークルのメンバーなど、人はいくつかの自分 をもっています。いろいろな自分をもつ人、様々な自分が「葛藤を起こ すことのない調和的」な人は、「ネガティブな出来事によって自己のある 側面が傷ついても、その影響が自己の他の側面に波及しにくく、残され た側面の資源を動員することによって困難に対処しやすくなる」(田端, 他, 2012, p.70) といわれます。家庭や地域に居場所がある人は、看護師 としてのアイデンティティが傷ついても、しなやかに回復し、乗り越え る能力が高いのです。

文献

- Benner, P., Sutphen, M., Leonard, V., et al. (2010)/早野ZITO真佐子訳 (2011). ベナー ナースを育て る. 医学書院.
- 田端拓哉, 向井有理子, 宮崎弦太, 池上知子 (2012). 社会的アイデンティティの多様性と調和性が精神的 健康に与える影響―大都市部大学生の場合. 都市文化研究, 14.

索引

数字

3Rs | 48, 89
4つの痛み | 138

欧文

advance care planning (ACP) | 199, 202
advance directive (AD) | 202
artificial intelligence (AI) | 74
dramatic ethical issues | 89
ethical knowledge | 155
everyday ethical issues | 89
everyday ethics | 89
intellectual trust | 10
moral distress | 104
moral injury | 105
moral trust | 10
ordinary issues of dairy living | 89
paternalism | 180
shared decision making (SDM) | 181

和文

あ

アドバンス・ケア・プランニング | 199, 202
アドバンス・ディレクティブ | 202
アドボカシー | 75, 191
安全・安心の追求 | 99
安全という正義 | 126
安楽 | 109, 112, 151
　──、個別性 | 113
　──の方法 | 116

い

生きる希望 | 174

意思決定 | 44, 129, 156, 176, 180, 191, 202

「今の苦痛」 | 151, 156
インフォームド・コンセント | 44, 180

え、お

援助者の視点 | 33
エンドオブライフ・ケア | 174
オルタナティブ・ストーリー | 167

か

介護ロボット | 74
「身体」の言葉 | 128
看護学教育モデル・コア・カリキュラム | 10, 14
看護過程 | 70
看護業務基準 | 62
看護研究 | 26
看護師の価値観 | 195
看護職の倫理綱領 | 62, 85, 155
看護手順 | 62
「観察」の意味 | 70
患者の立場にたったケア | 8
緩和的リハビリテーション | 178

き

共同意思決定 | 181
業務拡大、看護職 | 61

け

ケアする側とケアされる側 | 44
ケアの分断化 | 58
ケアリング | 46, 75, 88
原因の内在化 | 164
研究者の視点 | 33
研究を通してケアする | 35
権利擁護 | 191

こ

交代勤務 | 55, 58
行動制限 | 48, 98, 102
国際看護師協会 (ICN) の倫理綱領 | 155

個人情報｜22

コミュニケーション・ギャップ｜202, 204

混沌の語り｜142

し

シェアード・ディシジョン・メイキング｜44, 180

自己決定｜32, 44, 180, 192, 194

事前指示｜202

支配的物語｜165

終活｜203

終末期のケア｜174

情報収集｜70

処方権｜57, 61

自律機能｜45

自律性｜44, 48, 89, 151

人権、研究における｜32

人工知能｜74

人生会議｜202

身体拘束｜87, 93, 98

──、3つの要件｜98, 100

せ

専門職、看護｜10, 14, 61

専門用語、医療｜137, 139

た

他者志向｜8

他者の皮膚の内側に入っていく｜8

ち、て

知的信頼｜10

データ収集｜23, 25

テクノロジーの利用｜72

と

同意書、研究｜29, 33

道徳的苦悩｜104

道徳的信頼｜10

道徳的負傷・傷つき｜104

特定行為に係る看護師の研修制度｜57

ドミナント・ストーリー｜165

な、に

ナイチンゲール｜10

日常世界の言葉｜139

日常倫理｜89

は、ひ

パターナリズム｜150, 180

非言語的なコミュニケーション｜205

ビジョンの共有｜101

ふ

「ふつう」の感覚｜114

プライバシー情報｜22, 24

プロフェッショナリズム｜10, 15

へ、ほ

ペアレンタリズム｜44, 150, 153

ヘンダーソン｜8, 70

保健師助産師看護師法｜56

む、も

無危害の原則｜137

物語的合意形成｜192

物語の多義性｜84

や、よ

病いを語る言葉｜142

要配慮個人情報｜23

り、れ

利益擁護｜191

利他主義｜8

リフレクション｜9, 11, 194

倫理綱領、看護職｜62, 85, 155

倫理綱領、国際看護師協会（ICN）｜155

倫理的ジレンマ｜56, 176

倫理的知識｜155

倫理的配慮、研究における｜35

倫理理論｜155

連続性のない関わり｜59